Elogios para *La lucha por mi vida*

«Para los millones de americanos con la enfermedad de Alzheimer (y los millones que cuidan de ellos) ha habido muy poca esperanza y mucho sufrimiento. Hasta ahora. *La lucha por mi vida* es una historia remarcable de esperanza y de posibilidades de prevenir y superar esta temida enfermedad. El doctor Marwan Sabbagh, quien dirige las investigaciones de la Cleveland Clinic para vencer a esta enfermedad, traza estrategias basadas en la ciencia para prevenir esta enfermedad y mejorar el funcionamiento del cerebro (para aquellos en riesgo y para el resto de nosotros). Si eres un cuidador si corres el riesgo de sufrir demencia o si tienes un cerebro, debes leer este libro».

—MARK HYMAN, DOCTOR EN MEDICINA, DIRECTOR DEL CLEVELAND CLINIC CENTER FOR FUNCTIONAL MEDICINE Y AUTOR SUPERVENTAS DEL *NEW YORK TIMES* POR SU LIBRO *FOOD: WHAT THE HECK SHOULD I EAT?*

«¿Me hago la prueba o no? Ese es el problema. *La lucha por mi vida* es un testimonio de lo que pasa cuando alguien acepta su perfil de riesgo de sufrir alzhéimer y colabora con los mejores investigadores, como el doctor en medicina Marwan Sabbagh, inscribiéndose en los ensayos clínicos. Para encontrar una cura, la ciencia necesita a millones de personas más como Jamie Tyrone».

—MERYL COMER, AUTORA DEL SUPERVENTAS DEL *NEW YORK TIMES* *SLOW DANCING WITH A STRANGER: LOST AND FOUND IN THE AGE OF ALZHEIMER'S* Y COFUNDADORA DE WOMEN AGAINST ALZHEIMER'S.

«Jamie Tyrone y el doctor Marwan Sabbagh han escrito un libro informativo e inspirador para proporcionar herramientas a aquellos que están explorando sus opciones de pruebas genéticas, implantar estrategias para disfrutar de una mejor salud cerebral y compartir el emocionante futuro de cómo encontrar un modo de prevenir o curar el alzhéimer. La única forma de erradicar los devastadores efectos de la enfermedad de Alzheimer es a través de la investigación y la participación en ensayos clínicos. La valentía de Jamie a la ▒▒▒▒▒▒▒▒ ▒▒▒▒▒▒▒ eriencia, de forma genuina y sin tapujos, de cómo descu▒▒▒▒ ▒▒▒▒▒▒▒ d del 91 % de desarrollar la EA durante su vida y su elec▒▒▒▒ ▒▒▒▒▒▒▒ ista colaboración como voluntaria de investigación y an▒▒▒▒▒ ▒▒▒▒▒ pasos es audaz y admirable. *La lucha por mi vida* es un l▒▒▒▒▒ ▒▒▒▒▒ ra obligada».

▒▒▒▒▒ GALARDONADO DEL DOCUMENTAL ▒▒▒▒ *ME* Y *TURNING POINT*

«*La lucha por mi vida*, de Jamie Tyrone y el doctor Sabbagh, remarca la fuerza de los portavoces que consiguen suplir las necesidades de los investigadores en su misión para encontrar prevención o cura a través de la intervención farmacéutica, el diagnóstico precoz y las estrategias de salud cerebral. El cometido de estos portavoces no es algo aislado, y este libro destaca el verdadero poder que hay en usar la propia voz a la hora de conseguir este cambio positivo en nuestra sociedad. Como colaborador en la lucha contra la enfermedad de Alzheimer, admiro la dedicación de Jamie y la pasión del doctor Sabbagh para encontrar una cura».

—REPRESENTANTE JOHN GARAMENDI

«Los participantes en investigaciones clínicas son nuestros héroes. Como investigadores, nuestros esfuerzos por lograr nuevos fármacos para las personas de alrededor de todo el mundo nunca obtendrían fruto sin personas como Jamie, dispuestas a unirse a nuestro camino. Especialmente en el caso de la enfermedad de Alzheimer, a menudo oímos que participar en un ensayo clínico resulta empoderador y que produce esperanza. Estamos muy agradecidos a Jamie y el doctor Sabbagh por unir sus fuerzas para contar esta importantísima historia de valentía, iniciativa y espíritu combativo».

—PHYLLIS BARKMAN FERRELL, EJECUTIVA FARMACÉUTICA

«Las palabras no bastan para expresar mi gratitud hacia Jamie Tyrone y el doctor Sabbagh por este libro, ni para transmitir su importancia en la naturaleza del debate respecto a la suministración responsable de medicina genómica. Este libro debería ser una brújula para aquellos que se están planteando solicitar o que ya han solicitado pruebas genéticas predictivas para la enfermedad de Alzheimer. Jamie es una de las muchas personas que he conocido a las que el golpe emocional que supusieron los resultados de su prueba genética las tomó completamente por sorpresa, ya que no contaron con la orientación previa para considerar cómo podrían hacerles sentir estos resultados, o las dificultades prácticas o psiquiátricas a las que podrían tener que enfrentarse. Este libro se ha ganado merecidamente un lugar como uno de los muchos que mejoran nuestra comprensión y dirigen nuestras elecciones individuales y colectivas».

—SUSAN ESTABROOKS HAHN, CONSEJERA GENÉTICA CERTIFICADA Y LICENCIADA, EXPRESIDENTA DE LA AMERICAN BOARD OF GENETIC COUNSELING Y COAUTORA DE *GENETIC COUNSELING AND TESTING FOR ALZHEIMER DISEASE: JOINT PRACTICE GUIDELINES OF THE AMERICAN COLLEGE OF MEDICAL GENETICS AND THE NATIONAL SOCIETY OF GENETIC COUNSELORS*

«*La lucha por mi vida* es una magnífica lectura. Jamie Tyrone lucha por los millones de personas que ahora viven con alzhéimer y para las futuras generaciones que se enfrentarán a esta devastadora enfermedad. Al contar su historia con sinceridad y al ofrecerse valientemente para un ensayo clínico, Jamie muestra el increíble poder de una persona en la lucha para un tratamiento o una cura, y una mejor salud cerebral para todos».

—George Vradenburg, presidente y cofundador de UsAgainstAlzheimer's

«En *La lucha por mi vida*, Jamie Tyrone ofrece un relato sobrio, esperanzador y a menudo humorístico de su diagnóstico y su compromiso con la lucha contra el alzhéimer. La única forma de descubrir tratamientos y curas para esta enfermedad insidiosa y dañina es gracias a héroes que, como Jamie, se ofrecen voluntarios en ensayos clínicos terapéuticos. Jamie está prestando un servicio de un valor incalculable al compartir su experiencia como participante de un ensayo clínico. La combinación de la experiencia personal de Jamie con el dominio del doctor Marwan Sabbagh de la ciencia (además de la explicación de la importancia esencial de la participación voluntaria en ensayos relacionados con el alzhéimer) ofrece al lector una comprensión inspiradora y muy necesaria de uno de los mayores desafíos a los que se enfrenta nuestra sociedad hoy en día: ¿qué es lo que nos hará falta para encontrar una cura para el alzhéimer?

—John Dwyer, presidente de la Global Alzheimer's Platform Foundation

«Hay pocas oportunidades de adentrarse en el tema del alzhéimer desde dos perspectivas distintas a la vez. Para Jamie Tyrone, el trauma inesperado de descubrir que está genéticamente predispuesta a sufrir alzhéimer; para el doctor Marwan Sabbagh, los conocimientos que ha adquirido tras años de investigación y de tratar a pacientes. Es posible que esperes que sus historias reflejen la idea general de una enfermedad sin ningún tipo de solución que a menudo tenemos en cualquier cosa relacionada con el alzhéimer pero, en este caso, recibirás inspiración. Tyrone transforma su vida para convertirse en una portavoz y Sabbagh nos explica por qué hay esperanza desde una perspectiva médica. Si eres una de los millones de personas impactadas por la enfermedad de Alzheimer, no puedes dejar pasar la oportunidad de leer *La lucha por mi vida*».

—Deborah Kan, fundadora y directora ejecutiva de *Being Patient*, presentadora de telediarios y periodista galardonada, y anterior productora ejecutiva del *Wall Street Journal*

La lucha *por mi* vida

CÓMO FLORECER A LA SOMBRA DE ALZHEIMER

Jamie TenNapel Tyrone y

Dr. Marwan Noel Sabbagh

con John Hanc

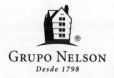

GRUPO NELSON
Desde 1798

NASHVILLE   MÉXICO DF.   RÍO DE JANEIRO

Título en inglés: *Fighting for my Life*
© 2019 por Jamie TenNapel Tyrone y el Dr. Marwan Noel Sabbagh
Publicado por Thomas Nelson. Thomas Nelson es una marca registrada
de HarperCollins Christian Publishing, Inc.

Nota: Algunos nombres fueron cambiados en esta obra.

Editora en Jefe: *Graciela Lelli*
Traducción y Adaptación del diseño al español: *www.produccioneditorial.com*

ISBN: 978- 1-41859-922-5

Impreso en Estados Unidos de América
19 20 21 22 23 LSC 8 7 6 5 4 3 2 1

A mi madre, Suzanne. En tu memoria, sigo adelante en la lucha.
Tu humor, fuerza y amor incondicional me sustentan.
—Jamie Tyrone

Dedico este libro a las familias y a los cuidadores de mis pacientes.
Me han enseñado lo que son el amor, la paciencia, la perseverancia y la compasión
ante la perspectiva de estar bajo presión y enfrentarse a las adversidades
—Doctor Marwan Sabbagh

Contenidos

CONTENIDOS

Prólogo

¿ **A** lguna vez te has planteado cuál es tu riesgo genético de sufrir la enfermedad de Alzheimer?

¿O preferirías no saberlo?

Sea como sea, espero que el momento de saberlo no te deje completamente estupefacto, como le pasó a Jamie Tyrone cuando se hizo una prueba genética para averiguar cuál era su predisposición para una enfermedad completamente distinta. Su descubrimiento completamente fortuito del alto riesgo que tenía de sufrir alzhéimer fue traumático, pero la llevó a emprender un camino de autodescubrimiento que acabó llevando a este libro.

Y no te equivoques: este libro debería cambiarte la vida. Si no es así, o bien no te lo has tenido que leer porque ya estás adoptando diligentemente todas las opciones correctas y disfrutando de ello o porque, directamente, no has entendido cuánto control tienes sobre la salud de tu cerebro a largo plazo.

Por suerte, el doctor Sabbagh y Jamie saben que, a menudo, el conocimiento no es suficiente. A medida que vayas leyendo reirás, llorarás y experimentarás el enfado y las demás emociones descarnadas que Jamie sintió cuando comprendió realmente los riesgos que amenazaban su futuro. No podrás evitar sentirte identificado o identificada con Jamie mientras lees su historia, y te encantará llegar al punto en el que conoció a Marwan Sabbagh, doctor en medicina, la persona a la que considero el referente en todo lo relacionado con el tratamiento y la investigación de la enfermedad de Alzheimer y otras formas de demencia.

Aunque el alzhéimer y todas las demencias pueden ser devastadores para los individuos y sus familias, la buena noticia es que puedes decidir cosas ahora que pueden ayudarte a retrasar radicalmente la aparición de la enfermedad o, incluso, a evitarla por completo. El genotipo doble 4 que tan devastador fue para Jamie hace años puede que no lo hubiera sido tanto en el mundo de hoy en día.

Y este es el increíble mensaje de este libro: el poder está en tus manos. Puedes cambiar tu futuro.

Como el doctor Sabbagh y Jamie Tyrone dejan muy claro, tienes una gran posibilidad de cambiar cuáles de tus genes se «activan» y cuáles no. Lo que resulta increíble es que en tus manos está la capacidad de cambiar la historia de tu familia de ahora en adelante. Además de contarte la historia de Jamie, este libro te ayudará detallándote los aspectos científicos que explican por qué tomar estas opciones hará que disminuya radicalmente tu riesgo futuro de sufrir demencia.

En estas páginas es donde la influencia del doctor Sabbagh es vital. Independientemente y sin importar tus genes concretos, él describe al menos diez opciones que están en tus manos para retrasar o disminuir la aparición de la demencia. Estas diez opciones son importantes para nosotros, dado que el riesgo de demencia aumenta cuanto más tiempo vivimos. Y todos vivimos cada vez más años. De hecho, es probable (y más a medida que nos acercamos al 2020) llegar a los 85, la edad donde un tercio de nosotros desarrollamos demencia. Por suerte, aunque la ciencia médica nos permite vivir más tiempo, también, con la ayuda de grandes científicos como el doctor Sabbagh, nos permite tomar decisiones que hacen que la demencia sea mucho menos probable.

Como verás en estas páginas, estas opciones pueden ser cosas tan simples como gestionar el estrés de la rutina, hacer actividades físicas y juegos de estímulo mental concretos, tener muchos amigos cercanos y verlos con frecuencia, evitar toxinas (como el mercurio y el tabaco), evitar errores controlables (como no llevar casco al esquiar), tomar buenas decisiones dietéticas (como tomar chocolate, frutos secos, café y grasas adecuadas para el cerebro) y, finalmente, lo más fácil: tomar algunos suplementos muy útiles. El doctor Sabbagh arroja luz sobre estas opciones y muchas otras que puedes tomar *ahora mismo* para retrasar o disminuir la demencia.

Contar con estas opciones es un regalo maravilloso. Pero ten presente que también implican una paradoja: tener una opción no siempre lleva a tomar buenas decisiones.

Por ejemplo, es lógico pensar que tener un riesgo más elevado de sufrir una enfermedad como la de Alzheimer haría que una persona tomara mejores decisiones para poder evitar esa enfermedad. Pero no siempre es así. Y, como verás en la emotiva y cautivadora historia de Jamie, las cosas se complican. Hay que superar los miedos.

Me siento agradecido por las elecciones que Jamie ha hecho en los últimos años para luchar contra la sombra del alzhéimer; no solo por su propio futuro, sino también por el tuyo. También me siento agradecido por las aportaciones del doctor Sabbagh, tanto en este libro como a nuestro conocimiento general sobre el funcionamiento científico de las importantes opciones que se describen en estas páginas.

Así que, por favor, aprovecha esta lectura. Si quieres comprender el funcionamiento del alzhéimer y otras formas de demencia, este libro es para ti. Si quieres comprender las opciones que puedes tomar para retrasar o prevenir el inicio de este tipo de demencia, este libro es para ti. Y si lo que te interesa es una fuerte y emotiva historia de esperanza, este libro, desde luego, es para ti.

Antes de terminar, quiero hacer una mención especial a las secciones de este libro escritas específicamente para los cuidadores. He visto cómo la demencia puede resultar devastadora no solo para los individuos, sino para familias enteras. He visto las dificultades de las personas que sufren a la hora de cuidar a otros. Este libro hace que esto sea algo más fácil, lo que resulta una aportación espectacular.

Desde luego no me sorprende que sea una aportación tan buena. El programa Cleveland Clinic's Lou Ruvo Program for Brain Health, dirigido por el doctor Sabbagh, fue fundado por los amigos de un hombre que vieron el tormento que sufrió mientras cuidaba con constancia y dedicación a su padre. Aunque el proceso le pasó factura, consiguió recuperarse con la ayuda de la ciencia, buenas decisiones y su familia y amigos. Jamie y Marwan señalan que un 40 % de los cuidadores mueren antes que la persona de la que cuidan. Por lo tanto, los cuidadores también deben hacer buenas elecciones y cuidar de sí mismos.

Como verás, Jamie y Marwan no solo revelan los secretos del cuidado de una persona que empieza a experimentar la demencia o que ya la sufre completamente (es decir, cuando tanto el cuidador como el paciente viven con demencia), sino también cómo minimizar los riesgos para el cuidador y mejorar el cuidado de la persona querida durante el proceso. Permíteme decirlo otra vez: esta sección es espectacular. Contiene el mejor material sobre el cuidado de los pacientes con alzhéimer que he visto en cualquier otro libro sobre alzhéimer o demencia, y es especialmente importante si se espera que el cuidador consiga que tanto él como el paciente puedan escapar de los estragos que causa la demencia.

Escapar es posible. Ese es el poder y el conocimiento que este libro deposita en tus manos.

Y, finalmente, no te limites a leer este libro. Pasa a la acción. Toma las decisiones que Jamie y Marwan aconsejan en estas páginas. Estas decisiones te convertirán en un mejor cuidador, sí. Pero puede que también hagan que *tus personas queridas* no tengan que convertirse jamás en cuidadores. Eso es exactamente lo que hay en juego.

—Doctor Michael Roizen

Introducción

¿Dónde estaba?

¿Dónde estaba la abuelita Neva?

Paseé la mirada por la habitación, escudriñando a través de mis ojos de niña de diez años, en busca de esta mujer a la que nunca había conocido pero cuya imagen tenía tan claramente grabada en la mente. Basándome en lo que había oído decir de ella, de cómo había nacido en una granja a finales de 1800 y había estudiado en una escuela de una sola aula, yo me imaginaba a la abuelita Neva como un cruce entre la señora del famoso *Retrato de la madre del artista* de Whistler y la tía Em en *El Mago de Oz*, todo mezclado con una pizca de Annie Oakley, la famosa pistolera.

Y no encontraba a nadie así entre los adultos que abarrotaban el salón de la casa de mi tía Opal, reunidos para darles la bienvenida a los viajeros de costas lejanas. Mi decepción por no ver a mi legendaria abuelita rápidamente quedó atrás, superada por la tremenda emoción de ser el centro de atención.

—¡Ay, pero qué chiquitina más bonita! —dijo mi tía mientras me asfixiaba con su abrazo.

Para una niña de diez años de las afueras de Los Ángeles, este extraño nuevo territorio llamado Iowa estaba repleto de visiones mágicas y curiosas.

¿Qué eran esos enormes tallos que veía a través de la ventana de la tía Opal, erguidos hacia el cielo a lo lejos? ¿De verdad que eso era maíz?

¿Como lo que venía en la lata del Gigante Verde? ¿Por qué llevaban mono los hombres? ¿Y cómo podían estar tan morenos sin ninguna playa cerca?

El aire estaba plagado de aromas cálidos y deliciosos: pollo asado, maíz frito y pasteles de manzana (que mi tía había preparado con motivo de nuestra llegada) en el horno, calentitos, crujientes y dulces.

La llegada de mi madre, su marido y los tres niños era una gran noticia en el condado de Keokuk. Aquí era donde mi madre, Suzanne, había pasado parte de su infancia. Aun así, en medio de la retahíla de parientes a los que veía por vez primera (tíos, tías, primos segundos y terceros que yo ni sabía que existían), lo que resultaba sorprendente era la ausencia de la matriarca de la familia, la santa ancianita cuyo rostro buscaba en vano: Neva Finch Williams, mi bisabuela.

Su nombre, pronunciado «Nii-va», tenía un sonido exótico y seductor. Era un nombre de chica muy popular a finales del siglo diecinueve (mi bisabuela había nacido en 1883) y, en teoría, quiere decir «nieve» en latino, cosa que al parecer suele haber de sobras en el condado de Keokuk. Pero no cuando llegamos nosotros. Era el verano de 1971 y habíamos venido en coche desde la lejana ciudad de Los Ángeles. Durante ese viaje oí por primera vez la historia de la abuelita Neva.

Mis recuerdos de ella son, en realidad, los de mi madre: Neva era *su* abuela y habían pasado mucho tiempo juntas cuando la madre de mi madre, Ethel, la dejaba en el medio oeste con la abuela, a veces durante meses. Ethel había nacido en Iowa y se había mudado a California cuando era joven. Mientras Ethel y su primer marido «intentaban encontrar una solución» (que creo que es una forma de los años 40 de decir que se estaban divorciando), mi madre empezó a regirse por los ritmos tranquilos y tradicionales de la vida en el campo con la abuela Neva.

Y ahora Suzanne volvía, después de muchos años. Mi padre, camionero profesional, se puso al volante de nuestro coche familiar durante el viaje de tres días, con los sonidos apagados de la radio de los 40 sencillos más famosos en Estados Unidos por aquel entonces (*It's Too Late*, de

Carole King, *How Can You Mend a Broken Heart?*, de antes de la era disco de los Bee Gees, y *You've Got a Friend* de James Taylor) emergiendo y desvaneciéndose entre chasquidos de estática, con las distintas emisoras cambiando a medida que nos adentrábamos en el corazón de nuestro país. Recorrimos 2.837 kilómetros desde California a través de Utah, Colorado y Nebraska hasta llegar a la esquina sureste de Iowa, donde está el condado rural de Keokuk.

En el asiento trasero, mi hermano de ocho años, Don, mi hermana de trece años, Lisa, y yo luchábamos y nos peleábamos. Mi madre (en parte para calmarnos, pero principalmente porque creo que quería revivir y compartir sus preciados recuerdos) nos contaba historias del tiempo que estuvo con la abuela Neva, desplegando ante nosotros sus memorias mientras el cuentakilómetros del Ford iba sumando más y más distancia.

—La abuelita Neva era profesora —nos explicaba.

¿Dónde?

—En una escuela que solo tenía un aula.

¿Cómo? ¡No puede ser!

—Es verdad, es verdad. Y también era la esposa de un granjero.

¿Tenían un espantapájaros?

—Seguramente. Cultivaban maíz y judías, y eso es lo que comían para cenar.

¡Puaj! ¿Sin hamburguesas?

—No, no; la comida en la granja era buenísima. Ya lo verán.

¿Y qué hacías tú con la abuelita Neva cuando eras pequeña?

—Nos sentábamos en el porche y desvainábamos guisantes.

¿Desvainar?

—Es como pelar.

Mamá entonces nos lo enseñaba con gestos de las manos, demostrándonos una habilidad que nos era tan desconocida en 1971 como hoy en día sería marcar un número en un teléfono de disco.

—También me enseñó a tocar la cítara.

¿La qué?

De nuevo, con las manos, mamá nos enseñaba cómo se tocaba el peculiar instrumento de cuerda, popular entre las familias estadounidenses cuando Neva era una niña. Era como si pudiera oír los tristes lamentos de las frágiles notas rasgueadas.

Mientras mamá nos contaba sus deliciosas historias de su vida con Neva, pensé en un viejo libro que había encontrado en la sección de niños de la biblioteca de Glendale, que formaba parte de una colección que acabaría convirtiéndose en una popular serie de televisión.

¿Era como en La familia Ingalls?

—Sí, algo así. El agua no salía con solo abrir el grifo. Tenías que irte andando hasta un pozo. Y no había electricidad, ni baño.

Esta noticia fue especialmente alarmante para mi hermana de trece años.

¿Qué quieres decir con eso de que «no había baño»?

—Pues que tenías que salir a una letrina afuera.

¿Y eso qué es?

—Básicamente es un retrete que está fuera, en el patio.

¡Qué asco!

Recordando ese viaje de 1971, a mi madre todavía se le escapa la risa pensando en esas conversaciones con sus hijos sobre su propia infancia.

—Ay, Jamie —me dice—, quedaste muy decepcionada cuando llegamos a casa de la tía Opal y descubriste que ahora ya tenían agua corriente y baños normales.

El día siguiente a nuestra llegada fue cuando finalmente oí a otra persona que no fuera mi madre mencionar el nombre de la abuela Neva. Recuerdo la impresión que me causó. Lo que había sido una alegre conversación en la mesa del comedor de la tía Opal de repente adoptó un tono sombrío. Sentada cerca, yo intentaba descifrar lo que los adultos seguramente no querían que oyéramos nosotros, los más pequeños. Capté una frase que no me era familiar. Algo sobre unas «arterias» que estaban «endureciéndose». No tenía ni idea de qué quería decir eso. Mi tío Buck, un canalla que se hacía querer, dejó el vaso sobre la mesa y se levantó.

—Se ha hecho mayor, Suzanne —le dijo a mi madre, encogiéndose de hombros—. La vida es así. Nos pasa a todos, ¿no? —En ese momento me vio—. Hombre, renacuaja —me dijo, animándose—. ¿Quieres que salgamos e intentemos ver si pescamos algún lucioperca?

Le dije que sí y allá fuimos, en su camioneta, probablemente (bueno, casi seguro) sin abrocharnos el cinturón. Si es que acaso había cinturones en el coche.

<hr />

La mañana siguiente, mamá anunció que nos íbamos a visitar a la abuela Neva.

—¿Sí? —exclamé—. ¡Qué bien!

Mamá sonrió solo un poco y asintió. No parecía que a ella le hiciera demasiada ilusión, lo que me resultó raro. ¿Acaso no quería ver a esta persona de la que nos llevaba hablando días?

Esa tarde nos apretujamos todos en el coche y fuimos hasta las afueras del pueblo. Mi hermano y hermana, algunos de mis primos, mi mamá y la tía Opal. Todos los niños parloteábamos y alborotábamos en el asiento trasero hasta que la tía Opal detuvo el coche en el aparcamiento de lo que parecía un hospital.

«Vamos a ir a ver a la abuelita Neva en su casa» era lo que nos habían dicho por el camino.

«Pues no parece demasiado acogedor», pensé.

Entramos e inmediatamente nos asaltó el hedor a orines, tan fuerte y penetrante que me dieron arcadas. El olor me afectó tanto que, más o menos una década después, a la hora de escoger mi especialidad como estudiante de enfermería, decidí optar por quirófano, donde ves sangre de sobras pero normalmente no huele a orina.

A pesar del sofocante olor, me enderecé y decidí no montar un numerito. Al fin y al cabo, íbamos a conocer a la abuela Neva y quería causarle una buena impresión a aquella mujer que tanto significaba para mi madre y a quien sentía que ya conocía gracias a las fascinantes historias de mamá.

Yo ya había ensayado mentalmente mi saludo y las muchas preguntas que quería hacerle.

«Hola, abuelita Neva, soy Jamie TenNapel, tu bisnieta. Vivo en California. ¿Todavía tocas la cítara? ¿Crees que podrías venirnos a visitar algún día? Me gustaría que me vieras jugar al tenis».

Si todavía nos quedaba tiempo, iba a seguir haciéndole más preguntas sobre cómo fue su infancia. ¿Alguna vez vio vaqueros o indios de verdad? ¿Tenían animales en la granja? ¿Cómo se llamaban? ¡Ah! ¿Y eso de la letrina?

Mientras avanzábamos por el pasillo veía a muchas personas en sillas de ruedas, alineadas de espaldas a la pared. Debo decir que, con toda probabilidad, para los estándares de lo que entonces llamábamos residencias «para gente mayor» o «asilos», esta probablemente cumplía con todos los requisitos y, para lo que se estilaba en aquel tiempo, el personal trataba a los ancianos con consideración. Aun así, a mí me pareció lúgubre y tétrico, como un asilo para pobres salido de una novela de Dickens. En parte fue porque, sencillamente, era la primera vez que me enfrentaba cara a cara con la vejez en su peor expresión: la senilidad y, aunque pocos lo supieran por aquel entonces, el alzhéimer.

Con intención de ser amable, quise decirle hola a un anciano caballero mientras pasábamos por delante de él, pero tenía la mirada perdida, como si no me pudiera ver. Le colgaba la mandíbula y tenía una expresión de alarma; parecía que estar en aquel pasillo y en la silla de ruedas le supusiera una gran sorpresa. También llevaba puesto lo que parecía un arnés: era un cinturón de Posey, que, como aprendí más tarde en la universidad, se emplea para sujetar a pacientes que puede que se hagan daño a sí mismos.

Me giré hacia mi madre.

—¿Esto es una prisión?

—¡No! —respondió con contundencia, y después se quedó callada un momento, al parecer buscando la respuesta más adecuada—. Es... bueno, es un hogar de ancianos.

Y dale con esa palabra. «Hogar». ¿Y esas personas tenían que estar atadas a sillas en su propia casa? ¿Por qué tenía toda esa gente ese aspecto, con los ojos vidriosos, taciturnos, casi todos en silencio? Mientras pasábamos por recepción y seguíamos avanzando por el pasillo, con mi tía a la cabeza de la comitiva, sí que oí a alguien reír y hablar. «¡Por fin alguien da señales de vida!», pensé. Conseguí echar un vistazo a hurtadillas y vi a una mujer en una silla de ruedas, de cara a la pared, hablando sola.

Llegamos al control de enfermería, todos los niños apiñados alrededor de los adultos. Incluso mi hermana, siempre tan tranquila, parecía algo asustada.

Opal y mi madre preguntaron a las enfermeras dónde estaba Neva, aunque tampoco parecía que a nadie le preocupara que se hubiera podido escapar o algo así. Tristemente, como yo ya empezaba a entender, su vida, como la de todos los que estaban ahí, había quedado reducida a estas cuatro paredes de un gris impersonal.

—¿Neva? —respondió una de las enfermeras—. Ah, sí; la tenemos en la sala de día.

Eso sonaba bien: algo con más luz y ventilación que los oscuros pasillos por los que acabábamos de pasar. Quizá era una sala donde se podían abrir las ventanas y dejar entrar el aire fresco.

Pero cuando llegamos vi que era más de lo mismo. Más ancianos, algunos sentados con la espalda recta pero la mayoría encorvados, como si la gravedad los estuviera empujando a la tumba, cosa que para muchos podría haber sido toda una bendición. Miré alrededor. En la esquina había un montón de juegos de mesa desgastados (un Monopoly, un tablero de damas y un parchís), pero nadie los estaba usando. Una televisión en blanco y negro con el volumen muy bajo. Y, para mi horror, el hedor era igual de intenso. Pero fue aquí donde finalmente vi a la abuelita Neva, primero de espaldas: un remolino de cabellos blancos que salían disparados en todas direcciones desde una silla de ruedas. Mi tía y mi madre rodearon la silla para verla de cara y nos indicaron que las siguiéramos.

—Hola, abuelita —oí decir a mi madre mientras le tomaba la marchitada mano—. ¿Te acuerdas de mí?

Cuando me acerqué y me giré para mirarla, me temblaban las rodillas. Esta no era la mujer fuerte, hábil e inteligente que había imaginado. No era una persona que pudiera enseñarte a desvainar guisantes o a tocar un instrumento musical, y ya ni hablar de leer o escribir.

La abuelita Neva estaba hundida en su silla, con un hilillo de saliva cayéndole por la barbilla hasta la bata de hospital, llena de manchas. Sus ojos, apagados, se escondían tras unas gafas sucias; tenía la boca abierta. Ella también llevaba un arnés de contención. Ella también olía a pis.

No recuerdo que nos presentaran. Pero habría dado lo mismo. Estaba claro, incluso para una niña de diez años, que no iba a haber conversaciones, ni preguntas, ni proyectos de viajes y visitas.

Años más tarde, mi madre me dijo que mi bisabuela sí que había reaccionado ese día.

—Eres la niña de Glenn Stover —dijo, con voz áspera, identificando correctamente el nombre del padre de mi madre.

De algún modo, enterarme de esto me sentó todavía peor. Eso significaba que Neva todavía conservaba un destello de conciencia, una percepción tenue de lo que la rodeaba, de la humillante, letárgica e inescapable situación en la que se encontraba. Para mí, eso era incluso más terrible. Y todavía quedaba el hecho de que iba a seguir viviendo en esas horribles condiciones (si es que podía llamársele vivir) durante seis años más.

Neva White acabó muriendo en aquel mismo hogar para ancianos en enero de 1977. Tenía noventaitrés años.

En el trayecto de vuelta a casa de la tía Opal reinaba el silencio. Y, aunque me lo pasé en grande durante el resto de nuestra estancia de dos semanas en el medio oeste, durante un cierto tiempo sufrí alguna que otra pesadilla sobre la abuelita Neva y el hogar de ancianos, hasta que los espectros de caras arrugadas y miradas maliciosas que me perseguían en sillas de ruedas por los pasillos acabaron por quedar sepultados en las profundidades de mi córtex cerebral.

Treintaiocho años más tarde, estos fantasmas volvieron a resurgir.

Esta vez era yo la que estaba boquiabierta. Era abril de 2009 y tenía la mirada clavada en la pantalla de mi ordenador en el despacho que tenía en mi casa de Ramona, California.

Lo que acababa de ver en Google me había dejado blanca, paralizada. Hacía unos pocos meses que había aceptado participar en un estudio genético, parecido a las populares pruebas de la empresa 23andMe. En concreto, este estaba diseñado para evaluar cómo iban a reaccionar los sujetos si sabían que corrían un riesgo superior a la media de sufrir una enfermedad. ¿Cambiarían su estilo de vida si sabían que en sus genes se escondía una bomba de relojería?

Resultó que yo tenía una de esas bombas. Y, al parecer, me acababa de explotar en la cara.

Según los resultados que justo había recibido por correo electrónico y tras una rápida consulta en un sitio web para intentar interpretar la información (deplorablemente incorrecta) que me habían enviado junto con los resultados, averigüé que yo había heredado dos genes ApoE4 (de los que nunca había oído hablar), uno de cada padre.

Con esto, yo corría un riesgo del 91 % de contraer la enfermedad de Alzheimer a lo largo de mi vida: era casi una garantía. Y, para las personas con esta combinación genética, la edad media de inicio de la enfermedad es de sesentaicinco años.

Imagínate que lees eso sobre ti mismo. ¿Cómo te sentirías? ¿Qué harías?

La historia de cómo reaccioné, de cómo me afectó esta noticia, del abismo al que me aboqué a medida que se apoderaba de mí la conciencia de tener un destino tan fijo y lúgubre, de mi búsqueda desesperada y a menudo infructuosa para recibir ayuda, y de cómo finalmente la encontré a través de buenas personas como mi coautor, el doctor Marwan Sabbagh de la Cleveland Clinic... De esto es de lo que trata este libro.

En estas páginas, el doctor Sabbagh, uno de los máximos expertos en el estudio y tratamiento de lo que los expertos en alzhéimer denominan «EA» (enfermedad de Alzheimer) explicará los aspectos científicos de esta enfermedad devastadora y cada vez más prevalente.

Y te contaré cómo luché y cómo sigo luchando, por mi vida y por mi futuro.

Ambos también comentaremos algunas reflexiones sobre cómo las pruebas genéticas como esta para alzhéimer, tan comunes ahora, han cambiado (y tienen que cambiar todavía más). Y, lo que es igualmente importante, en este punto tan interesante en el que está ahora la investigación del alzhéimer, te contaremos algunas de las cosas que puedes hacer para luchar contra la enfermedad, ya seas tú quien la sufre o una persona querida.

Con un poco de suerte tú no tendrás una probabilidad del 91 % de sufrir esta temida enfermedad, pero es muy posible que sí que te afecte a ti o a alguien querido de alguna forma. Según la Alzheimer's Association [Asociación del alzhéimer], se descubre un nuevo caso de la enfermedad cada sesentaicinco segundos en Estados Unidos, índice que se espera que llegue a doblarse en las décadas que vienen a medida que nuestra población sigue envejeciendo. Los National Institutes of Health [Institutos nacionales de la salud] ahora han situado el alzhéimer como la sexta causa de muerte en Estados Unidos. Lo que es más, el alzhéimer es la única enfermedad de las diez más mortales que no puede curarse, prevenirse o ralentizarse.

Aun así, tenemos que añadir la palabra «todavía» a esa frase. Como el doctor Sabbagh explicará más adelante, estamos a punto de presenciar tremendos avances en el tratamiento, y la mayoría de los expertos están de acuerdo en que, aunque no podemos localizar exactamente el mecanismo de la enfermedad o establecer qué la causa, hay cosas que posiblemente sí podemos hacer para minimizar, retrasar y quizá incluso evitar esta temidísima enfermedad.

Miedo. Esa es una parte muy importante del alzhéimer. Miedo a sufrirlo, miedo del estado en el que nos dejará, miedo de tener que cuidar a alguien que lo tenga. Y todos estos miedos no son infundados, como yo misma puedo dar fe. Esa noche de 2009 me quedé paralizada por el terror tras leer la espeluznante estadística que parecía predecir mi destino genético. Y entre el torrente de emociones que inundaban mi mente había un miedo oscuro, casi primigenio, que resurgió tras varias décadas de hibernación. Con cuarentainueve años, me quedé traumatizada pensando que iba a ser tan solo cuestión de tiempo que yo también estuviera sentada, sujeta con correas y babeando en una silla de ruedas.

Ahora, con cincuentaiocho años, me siento orgullosa de decir que he dejado mis miedos a un lado y que estoy luchando contra mi destino genético. Me dedico a tiempo completo a defender y promover la investigación del alzhéimer y a aquellos que están sufriendo por sus familiares afectados por esta enfermedad. Soy fundadora de una asociación sin ánimo de lucro llamada BABES (Beating Alzheimer's by Embracing Science) [Vencer al alzhéimer a través de ciencia] y soy una de las fundadoras de WA2 (Women Against Alzheimer's), un movimiento de mujeres que hacen campaña por encontrar nuevos enfoques de investigación de una enfermedad que afecta a las mujeres de forma desproporcionada y que lucha por la adopción de un plan nacional de prevención y tratamiento del alzhéimer.

En abril de 2009 lo que yo necesitaba urgentemente era un plan. Mi esperanza es que las historias que comparto y la información que el doctor Sabbagh aporta en este libro podrán ayudarte a crear tu propio plan para enfrentarte al alzhéimer, ya sea en tu propia vida o para ayudar a aquellos que caminan junto a alguien que está luchando por su vida.

CAPÍTULO 1

Cuestión de equilibrio

G ary había muerto.

Un minuto antes estaba vivo, diciéndome lo contento que estaba de salir del hospital y poder volver a casa. Pero un minuto después, tras darme la vuelta, vi que había dejado de respirar y se estaba volviendo azul.

Corría la primavera de 1979 y era mi primerísimo día en el hospital. Yo era estudiante universitaria de primer curso en Glendale Community College y, tras un semestre de clases teóricas, ahora empezaba a hacer rotaciones en un hospital local. A duras penas sabía hacer una cama y ya ni hablar de la RCP.

Gary era mi paciente, mi primer paciente, precisamente porque no tenía que hacer nada más complicado que ayudarle a salir de la cama y ducharlo: ya le habían dado el alta y volvía a casa. Diez días antes le habían operado para extirparle un tumor cerebral benigno. Era una situación seria, sí, pero parecía haberse recuperado ya por completo. Yo lo había atendido mientras se lavaba y acababa de ayudarlo a sentarse en una silla de la habitación del hospital.

Estábamos charlando y, de repente, dejó de hablar.

Yo tenía diecinueve años. Salí corriendo por la puerta hasta el control de enfermería.

—¡Dios, Dios, que ha dejado de respirar!

El experimentado personal de la planta entró en acción. Pocos segundos después de emitir el código azul, los carros de parada entraban en tromba en la habitación y un médico internista estaba intentando resucitarlo.

Le di las gracias. Sumida en el estupor, salí del hospital y conduje de vuelta al piso que compartía con otras dos estudiantes de enfermería. Para cuando llegué a casa ya había tomado una decisión. No iba a tomarme ningún día libre. Era una oferta muy amable, pero no era como yo tenía que enfrentarme a la situación. Recuerdo la expresión, manida pero gráfica, con la que le expliqué mi razonamiento a una de mis compañeras:

—Ahora acabo de tropezar, pero mañana tengo que estar de vuelta al ruedo.

Me presenté en el hospital al día siguiente.

TRAUMA CITY

Cuatro años después ya me había licenciado como enfermera y trabajaba en el quirófano de uno de los centros de traumatología más concurridos de Los Ángeles.

El día en que murió Gary no solo aprendí la lección sobre lo dura que es la realidad en el hospital. También descubrí que yo tenía una tenacidad de hierro y que podía recuperarme tras sufrir un golpe tremendo. Esta importante lección me acompañó no solo en mi carrera como enfermera. Años después, cuando *yo* fui la paciente y era *mi* vida la que parecía estar en peligro, los recuerdos de ese primer día en el hospital y cómo me enfrenté a él me ayudaron a seguir luchando con fuerza. Y todavía más tarde, cuando quedé postrada ante la revelación de que mi enfermedad no resultó ser lo que yo creía sino algo todavía más terrible, fueron mi resiliencia y mi capacidad de volver al ruedo las que finalmente acabaron por salvarme la vida.

Tras graduarme y superar las pruebas para ser enfermera, empecé a trabajar en el quirófano del California Hospital Medical Center.

—Bienvenida al Club Cuchillo y Pistola —me dijo la enfermera en jefe el día en que empecé a trabajar ahí.

Así era como el personal llamaba al hospital. Fue mi primer contacto con el humor negro que impregnaba todo el mundo del quirófano y que probablemente era lo que nos hacía conservar la cordura a todos.

Fundado en 1887, el California Hospital ya tenía un siglo cuando empecé a trabajar ahí, y tenía fama de ser uno de los mejores centros de traumatología en el oeste de Estados Unidos. Situado en un imponente edificio rojo en South Grand Avenue, estábamos en el corazón de Los Ángeles a principios de los 80, en pleno apogeo de la epidemia de *crack*. Teníamos a víctimas con heridas de bala y puñaladas en cada turno nocturno. No recuerdo exactamente cuántos paros cardíacos atendí ni la amplia gama de graves heridas que veíamos cada noche, pero era muy emocionante formar parte de un equipo competente y altamente formado. Todo el mundo sabía cuál era su trabajo y lo hacía bien, muy a menudo en situaciones donde la vida de alguien dependía de ello. Y salvamos a muchos más pacientes de los que perdimos.

Pensaba que, para entonces, ya era una chica dura. Cuando era pequeña me llamaban, con el lenguaje de por entonces, una «marimacho». Me encantaban los deportes, especialmente el tenis, al que jugué durante toda la secundaria. Pero también participaba en deportes en los que las chicas de aquella época no solían jugar, como el fútbol. Mi madre todavía conserva un recorte amarillento de un periódico de Glendale sobre un partido de *flag football* en el que conseguí marcar un punto y donde también se alababa mi destreza como defensa.

Esa era yo: capaz en todos los aspectos.

Emocionalmente era sensible, compasiva y, desde el incidente en mi primer día en el hospital, tenaz. Como enfermera en un centro de traumatología de una gran ciudad, tuve que aprender a no ser tan compasiva. Dado el nivel de sufrimiento humano que veíamos, no solo de los graves heridos que solía haber en el quirófano sino también de los que los esperaban en pasillos y salas de espera, tuve que aprender a tener mis emociones bajo control. Si no, no habría sido capaz de seguir funcionando. En el quirófano también se evaporaron las aprensiones y la mojigatería, igual que la percepción de que las personas son diferentes.

En el mundo diverso de hoy en día parece inusual e incluso trillado decir algo así, pero tras crecer en el Glendale de los 70, yo no había tenido demasiado contacto con personas de color. En el California Hospital Medical Center, el personal, los doctores, los pacientes, los policías y los paramédicos eran tan diversos como la ciudad. Entre mis amigos y compañeros había afroamericanos, mexicanos, centroamericanos, coreanos, vietnamitas, chinos, micronesios, iraníes, indios y pakistaníes.

Al atender a los pacientes, aprendí que todo el mundo sangraba y que todos sentimos dolor, gratitud y alivio; que, por muy malas que pudieran parecer las circunstancias, todos queremos seguir viviendo.

Eso, por supuesto, era nuestra prioridad principal en el quirófano: que el paciente siguiera con vida. Y hacíamos un muy buen trabajo, incluso en circunstancias horribles. Una de mis especialidades como enfermera quirúrgica eran las craneotomías, donde se retira una sección de hueso del cráneo de forma temporal para poder acceder al cerebro. Muchos de estos procedimientos en el California Hospital se hacían como resultado de golpes en la cabeza o heridas de bala. Pero uno de los más memorables fue el de un paciente que tenía un aneurisma, un vaso sanguíneo dilatado en el cerebro. El cirujano retiró el hueso con mi ayuda pero, cuando empezó a trabajar en el encéfalo, el paciente empezó a sufrir una hemorragia y su cerebro empezó a inundarse de sangre. Podría haber muerto en cuestión de minutos. Un procedimiento serio pero rutinario acababa de convertirse en una emergencia. El cirujano conservó la cabeza fría. Empezó a dar instrucciones con calma mientras cerraba hábilmente el vaso sanguíneo. Le tendí las gasas quirúrgicas para que pudiera absorber la sangre y ver con claridad lo que estaba haciendo. En su voz no detecté ni un atisbo de pánico, ni siquiera de apremio. El paciente sobrevivió. Me sentí muy orgullosa de ser una enfermera de quirófano aquella noche y de haber podido formar parte de aquel equipo.

Hubo otros momentos menos trascendentes pero que igualmente se me quedaron grabados.

En una ocasión, una anciana paciente con la cadera rota vino al quirófano para una operación. Parte de mi trabajo era hacer la evaluación inicial. Cuando la enfermera de planta me la trajo a la zona de preoperatorio, me comentó que algo no acababa de ir bien.

—Estaba trasladando a la paciente y he notado algo afilado con la mano —me explicó.

«Ay, ay», me dije. Podía ser que el hueso se le hubiera salido y que empezara a atravesarle la piel. Si ese era el caso, podía infectarse rápidamente. También vi en sus analíticas que la paciente tenía altos niveles de potasio. Eso podía suponer un peligro para el corazón y normalmente habría implicado la cancelación de la operación pero, con una fractura abierta, no podíamos tardar más en operarla.

Fui al cirujano y al anestesista, que acababan de ver también los resultados del laboratorio.

—Vamos a aplazar la operación —me dijo el cirujano—. Tiene el potasio alto.

Les transmití mi preocupación y les dije que quizá deberían replantearse la situación.

—Me parece que los que tenemos que tomar esta decisión somos nosotros —me soltó el anestesista, desdeñosamente.

—Doctor —repuse, dirigiéndome al cirujano—, creo que es posible que se haya abierto la fractura.

Aun así, ambos parecían reacios. No querían escuchar a una joven enfermera como yo. Pero era mi responsabilidad; mi función es ser la defensora del paciente. Y, en este caso, la paciente era una mujer mayor, semiinconsciente y en una situación potencialmente muy peligrosa.

—Pues vale —dije—. No la operen. Pero yo ahora mismo me voy a la enfermera en jefe y le contaré la situación; ya se encargarán ustedes de hablar con ella.

Ninguno de los dos quería tener que pasar por todo ese engorro.

—Vale, vale —concedió el cirujano—. No hace falta que montes un numerito.

Los seguí de vuelta a la zona de preoperatorio. El médico examinó a la paciente mientras el anestesista estaba al lado, con una sonrisita de suficiencia, seguramente esperando ver mi cara de humillación cuando se demostrara que no tenía la razón. De repente el cirujano se detuvo en seco. Vi que movía las manos alrededor de la cadera de la paciente.

—Uy —comentó—. Tenemos que meterla en el quirófano de inmediato.

La operación fue todo un éxito y la paciente sobrevivió. ¿Y acaso alguien (en especial esos dos médicos) me felicitó a mí o a la enfermera de planta que había detectado primero el problema? No. Pero, viéndolo en retrospectiva, no pasa nada. Para mí, y para la mayoría de nosotras con excepción de las enfermeras más veteranas, enfrentarse a un cirujano era toda una proeza. Por una vez, había expresado mi opinión. Fue una buena lección. Y no sería la última vez que iba a tener que plantarme ante una autoridad médica arrogante y obstinada.

Aun así, el estrés de trabajar en un centro de traumatología de una gran ciudad, noche tras noche, acababa agotando a las personas. Lo podía ver en las arrugadas caras de las enfermeras de quirófano que llevaban más tiempo ahí, y en algunos de los técnicos más antiguos. Muchos de ellos eran personas cínicas y amargadas con los doctores, con los pacientes, con el sistema sanitario y con la vida en general. Yo no quería acabar siendo así.

La respuesta podría haber sido pedir un traslado a un hospital en una zona tranquila en las afueras o pedir un cambio a otra especialidad de enfermería, como postparto, donde me podía pasar los días en salas de maternidad llenas de madres felices con sus recién nacidos. Pero tuve una idea mejor. Todos los hospitales reciben a menudo visitas de comerciales de distintas empresas. Venden de todo, desde agujas hasta máquinas de rayos X, pasando por comida para la cafetería o servicios informáticos. Aunque a menudo la decisión correspondía a los «jefazos» y era a ellos a los que tenían que convencer, los comerciales sabían que siempre va bien tener al resto del personal en el bolsillo.

Con frecuencia nos reuníamos con los representantes de productos médicos. Venían al *office* del personal o se pasaban por los vestuarios. Y, muy a menudo, estos comerciales eran antiguas enfermeras. Pero siempre venían trajeadas y con sus maletines, como si fueran abogadas o médicas. También venían armadas con cajas de dónuts o bombones.

Con mis veintisiete añitos, todo esto me resultaba muy atractivo. «Eso es lo que yo quiero hacer», pensaba. Quitarme esta bata sin forma y ponerme alguna otra cosa, llevar un maletín como una profesional y repartir dónuts para que todo el mundo se sienta a gusto. A mí siempre me había gustado caerle bien a la gente. ¡El trabajo parecía hecho a mi medida!

Entonces no me daba cuenta de que todos estos alegres representantes eran amables con nosotros porque eso era parte del proceso de ventas. Tras el intercambio de cumplidos y la pelea por ver quién se quedaba el dónut relleno de mermelada o recubierto de trocitos de chocolate, estos comerciales nos hacían una breve presentación de su producto. A veces conseguían engatusarnos de una forma todavía más sutil, con destreza melosa.

—Jamie, a ti te gustan los recubiertos de miel, ¿no? —me preguntó una comercial una tarde, tras pasarse por el *office* con varias cajas de dónuts.

—*Puej jí* —repliqué, con la boca llena y asintiendo con la cabeza.

—Me alegro —respondió ella, dedicándome una reluciente sonrisa de un blanco inmaculado—. Oye, tú trabajas en el quirófano, ¿verdad?

Yo antes también. Han empezado a usar un montón de sondas, ¿verdad? ¿Alguna vez has visto estas?

Me estaba hablando de una nueva generación de herramientas de laparoscopia que estaban a punto de cambiar el mundo de la medicina. Y me enseñó la más nueva. Era muy precisa, ligera y más fácil de usar para los médicos que los modelos que usábamos entonces. Estaba claro que yo no iba a hacer ninguna cirugía, pero sí que contaba con la formación suficiente como para saber reconocer un instrumento superior con solo una ojeada. Y la comercial quería que las enfermeras también lo viéramos. Y así, de pasada, quizá podíamos hacerles algún comentario al respecto a los doctores.

Aunque al principio yo no hubiera apreciado las sutiles técnicas de venta, sí que sabía que ser una comercial de productos médicos parecía mucho más divertido que tomarle la temperatura a alguien por vía rectal. En 1987 dejé el hospital para empezar a trabajar para una empresa de productos médicos en la zona de Los Ángeles. Junto con mi nuevo trabajo, decidí adoptar también un nuevo *look*. Le dije adiós a mi melena rubia a lo Farrah Fawcett: me teñí el pelo de un rojo vivo, me lo corté y ya no volví atrás.

Mi trabajo era vender un catálogo de productos, desde apósitos para heridas hasta catéteres. Empecé por un par de hospitales locales, me aprendí dónde estaban todas las tiendas de dónuts cercanas y me fue bien la cosa. Pronto me ascendieron a encargada de ventas del distrito. Fue el principio de una carrera que más adelante consiguió colocarme en la posición de directora de *marketing* de un hospital de gran tamaño. Y, finalmente, acabé convirtiéndome en la directora de desarrollo empresarial de todo el oeste de Estados Unidos en uno de los mayores sistemas de hospitales de cuidados intensivos a largo plazo.

Pero, como se suele decir, antes de correr tienes que aprender a andar. Y, para aquel entonces, caminar había empezado a convertirse en un problema.

PÉRDIDA DE CONTROL

Una mañana de 1985, poco antes del cambio en mi trayectoria profesional, estaba saliendo por la puerta de mi apartamento para ir a trabajar y noté que no podía controlar las piernas. Era como conducir un coche donde, para tu horror, el volante de repente deja de responder.

Mientras intentaba seguir caminando en línea recta por la entrada del garaje, mis piernas me conducían a la izquierda. Parecía que andaba a sacudidas, como si estuviera borracha o llevase zapatos de payaso. Conseguí llegar al coche y me senté tras el volante, jadeando. «¿Se puede saber qué pasa?», pensé. Al principio me planteé en ir en coche hasta urgencias. Pero, para cuando llegué a la oficina, mis piernas y andares volvían a ser los de siempre.

«Qué raro», me dije.

Las cosas se volvieron más preocupantes unas pocas semanas después, cuando me desperté y no podía moverme. Estaba paralizada. Podía hablar; podría haber gritado para pedir ayuda, pero no habría acudido nadie. Para entonces ya ganaba suficiente como para permitirme mi propio piso. Sin compañeros de piso que pudieran venir a rescatarme, me quedé en la cama tendida, preguntándome si así iba a ser como me iban a encontrar varios días después y qué tipo de reacciones podría provocar. Ya veía el titular en el cizañero *Los Angeles Examiner*:

¡BUENAS NOCHES, ENFERMERA!
¡PROFESIONAL SANITARIA,
MUERTA EN LA CAMA!

Pasados unos cinco minutos empecé a recobrar la sensibilidad por debajo del cuello. Me levanté y simplemente seguí con mi día, como si nada hubiera pasado.

Una de esas cosas raras que pasan en la vida, me supuse. Quizá la salsa de la pasta de ayer se me había puesto mal o algo así.

Cuando ambos síntomas volvieron a aparecer unas pocas semanas después, supe que esto no tenía nada que ver con algo que hubiera comido o bebido. Además, empezaba a notarme débil el brazo derecho. Soy zurda, así que todavía podía escribir, pero me costaba horrores siquiera levantar el maletín o las muestras.

Tenía que ir a que alguien me mirara.

—Ataxia —diagnosticó el neurólogo tras escuchar mis síntomas y examinarme.

La ataxia es una falta de control muscular o de la coordinación de los movimientos voluntarios. Había una larga lista de posibles causas, pero la resonancia magnética salió negativa. Podía ser un síntoma de algo más serio o no ser nada de nada.

—En realidad no estoy muy seguro de qué te pasa —admitió, encogiéndose de hombros.

Pues qué bien. Vale, seguí adelante con la vida, aunque fuera una vida donde tenía que soportar repentinos ataques de inestabilidad y pérdida de control. En una ocasión, tras terminar una reunión importante en una mesa redonda de conferencias con un cliente, me levanté, noté la extraña sensación de insensibilidad y de estar perdiendo el control de mis piernas, y me caí sobre el trasero.

Consternada, intenté quitarle importancia con un chiste.

—De verdad que no me tomé tantas copas de vino ayer —bromeé.

Hubo varias risitas nerviosas como respuesta.

—En serio —dije, mientras un compañero me ayudaba a levantarme—. Me sucede a veces. Pero los médicos me han dicho que no pasa nada.

Aun así, en mi interior yo sabía que no estaba bien. Un fin de semana de 1989, mientras estaba sentada tomando el sol en una casita junto al lago de un amigo, de repente me sentí como si ya no estuviera en la silla sino flotando en el aire. Fue mi primera experiencia con el vértigo. El doctor que me examinó sugirió que quizá el problema se había provocado por exposición al sol pero, teniendo en cuenta que yo vivía en el sur de California, iba a ser un poco difícil evitar este detonante.

Y así seguí durante varios años. A veces pasaban semanas o incluso meses sin ningún síntoma. Y, de repente, llegaba un día en el que no podía controlar mi cuerpo o una mañana en la que no me podía mover. Un ataque de vértigo. ¿Se podía saber qué narices estaba pasando? Decidí averiguarlo. En la era previa a Internet, lo que implicaba algunos viajes a la biblioteca local. También pregunté a mis compañeros del mundo de la medicina.

Falta de equilibrio, problemas para andar, mareos, intolerancia al calor, vértigo, rigidez muscular. Todo esto eran síntomas clásicos de la EM: esclerosis múltiple.

A mi amiga Susie le habían diagnosticado EM unos pocos años atrás. Le conté mi caso y confesé que me encontraba en un punto muerto.

—Me siento perdida y confusa; no estoy segura de qué hacer a continuación.

—Pues yo no sé si tienes EM o no, Jamie —repuso ella—, pero sí que conozco a alguien que te lo puede decir. Mi médico, que es un gurú de la EM.

El doctor se llamaba Stanley van den Noort, un neurólogo de la Universidad de California en Irvine y Director de Medicina en la sociedad nacional de EM, la National Multiple Sclerosis Society.

Muchos años después, su esquela en *Los Angeles Times* lo alababa como un médico «con compasión» y un gigante en su campo de especialización; un doctor e investigador que, en palabras de uno de sus compañeros, ayudó a «promover la conciencia, el conocimiento y el respaldo para avanzar más rápidamente hacia un mundo sin esclerosis múltiple».

Cuando fui a visitar al doctor van den Noort, descubrí que todo lo que se decía de él era cierto: se trataba de un hombre compasivo, con autoridad y elegante que claramente dominaba su campo de especialidad.

Tras examinarme me confirmó que yo tenía varios de los síntomas clásicos, además de otro que acababa de desarrollar: neuritis óptica, vista borrosa en el ojo derecho.

Pero los resultados de mi resonancia magnética salieron negativos. No había ninguna mancha blanca que indicara lesiones cerebrales, uno de los indicios reveladores de la EM.

Cuando terminó de examinarme, el doctor van den Noort se sentó conmigo en su oficina.

—Creo que tienes EM —empezó—. Aun así, podría ser que lo hayamos detectado muy·al principio del proceso. Eso explicaría por qué la resonancia te ha salido normal y por qué tienes la mayoría del resto de síntomas.

Me sentí aliviada en un sentido: por fin recibía respuesta. Pero después me tuve que enfrentar a la realidad: tenía EM.

—¿Qué tengo que hacer?

—Eres joven, Jamie. Te quedan muchos años por delante. Vive la vida al máximo.

Entendí lo que me quería decir. Parecía muy probable que yo estuviera sufriendo los inicios de una enfermedad debilitante del sistema nervioso central que podría dejarme incapaz de caminar. Más me valía aprovechar bien el tiempo mientras pudiera. Durante los siguientes tres años intenté seguir el consejo del doctor van den Noort mientras mis síntomas iban agravándose y disminuyendo cíclicamente. Me iba bien en mi trabajo de *marketing* de material para hospitales. Dejando a un lado alguna que otra caída, podía ocultar bastante bien mis síntomas en una oficina, pero ahora estaba en la treintena y, como muchas otras mujeres solteras y sin hijos a esa edad, sentía el apremio del reloj biológico y matrimonial.

¿Y ahora quién iba a querer casarse conmigo? ¿Quién iba a querer una esposa que probablemente en pocos años iba a estar en silla de ruedas? Decidí marcarme unas cuantas reglas al respecto. Si conocía a un chico que me gustara, a alguien con quien posiblemente pudiera tener una relación más seria, le hablaría de mi estado en la tercera cita. Sabía que así iba a poder distinguir a los hombres que de verdad valían la pena. Y, lamentablemente, no encontré demasiados.

Mi suerte al respecto cambió en 1996. Para entonces ya contaba treintaiséis años y no dejaba de ascender en uno de los mayores sistemas de hospitales de cuidados intensivos a largo plazo. Había pasado rápidamente de ventas a *marketing*, y ahora era administradora asociada de una instalación que iba a abrir sus puertas en San Diego. Necesitábamos a un director de servicios cardiopulmonares. De todos los candidatos, el que más me impresionó fue un exterapeuta respiratorio llamado Doug Tyrone. Tenía un muy buen currículum y tengo que admitir que, cuando lo entrevisté, me quedé prendada de su preciosa sonrisa. Y, lo que era más importante, parecía el candidato perfecto para el puesto. Lo contratamos.

Cinco meses tras empezar me ascendieron a directora regional corporativa. Y Doug fue ascendido a mi anterior puesto. Me alegré por él y sentí que había tomado la decisión correcta al contratarlo. Pero, aunque lo iba viendo por la oficina y charlábamos superficialmente de nuestros trabajos de vez en cuando, ya no teníamos una relación de jefa y empleado. Así que, cuando me propuso salir a cenar una noche, dije que sí.

Doug tenía doce años más que yo y tres hijos de un matrimonio anterior. Era alto, atractivo, llevaba bigote y tenía un tremendo sentido del humor. Me gustaba mucho. En nuestra tercera cita yo sabía que le tenía que hablar de mi estado de salud y deseé con todas mis fuerzas que su respuesta fuera distinta a la de los demás.

En un restaurante mexicano en La Jolla, tomé un sorbo de mi margarita e inspiré profundamente.

—Doug, creo que hay algo que tienes que saber sobre mí. —Levantó una ceja—. Hace un par de años me diagnosticaron EM.

No pareció demasiado sorprendido cuando le di más detalles, lo que me hizo preguntarme si acaso no había ocultado tan bien mis síntomas como creía. Asintió, pensativo.

—Lo siento mucho —repuso, y se quedó callado un momento—. ¿Puedo hacerte una pregunta?

—Claro.

—¿Cuál es tu mayor miedo?

—Acabar en silla de ruedas.

—Eso está bien.

—¿Bien?

—*Sip* —contestó, tomándome de la mano por encima de la mesa—. Así nunca podrás escaparte de mí.

En ese momento supe que había encontrado al hombre con el que quería pasar el resto de mi vida. Ocho semanas más tarde, Doug y yo nos comprometimos.

EL MISTERIO SE COMPLICA

Nuestra boda fue el 14 de junio de 1997. Nos fuimos de luna de miel en un crucero al Caribe. Tras volver a casa nos tuvimos que enfrentar a grandes desafíos: a ambos nos despidieron de nuestro trabajo porque compraron nuestra empresa y la madre de Doug, en Sacramento, empezó a sufrir problemas médicos que exigían que estuviéramos más cerca de ella. Gracias a las acciones que habíamos comprado como empleados y al finiquito, pudimos hacer lo que era necesario en aquel momento, tanto para nosotros como para nuestra familia, y nos dirigimos al norte.

Aun así, antes de irnos del sur de California yo todavía tenía una cita importante: una visita al doctor van den Noort. Para entonces ya nos conocíamos bien. Durante mis visitas periódicas solíamos chismorrear sobre el negocio de los hospitales. Charlábamos sobre nuestra ascendencia holandesa y nos reíamos de nuestros apellidos, tan exóticos. A pesar de su tremenda seriedad, o quizá debido a ella, yo lo llamaba «Stan el Jefazo», cosa que siempre lo hacía reír. «Ese es más bien Musial», respondía él, refiriéndose al famoso jugador de béisbol que tenía el mismo apodo. «Pero va, ¡me encanta!».

Pero en esta ocasión, Stan parecía perplejo.

—Jamie, creo que voy a cambiar mi diagnóstico —me dijo.

—¿Qué quieres decir?

—Ya no creo que tengas EM.

—¿Cómo?

Tomó mis resonancias magnéticas más recientes y me mostró que, tras casi una década, ninguna de las placas blancas que indican lesiones (y que son una marca distintiva de la enfermedad) había aparecido todavía en mi cerebro.

—Si tuvieras EM —dijo, señalando mi cerebelo en la resonancia—, aquí habría cicatrices blancas.

—Bueno, Stan, pues qué buena noticia. Pero sabes que tengo otros síntomas, ¿no?

Asintió.

—Sí, lo sé.

—Pues, si no es EM, ¿qué es?

Meneó la cabeza.

—Ojalá pudiera darte una respuesta. Pero no estoy seguro.

Aun así, mi médico conocía a alguien que quizá sí podía saber qué me pasaba: un neurólogo de la Universidad de California en Davis, justo al oeste de Sacramento. Me animó a visitarlo en cuanto me hubiera trasladado.

Doug y yo habíamos comprado una casa en un vecindario tranquilo y precioso de la capital del estado de California. En cuanto nos instalamos, Doug pasó a encargarse de cuidar a su madre y yo encontré trabajo como comercial, esta vez para un fabricante de equipos de dictado en vez de ventas médicas. Pero poco después de trasladarnos mi condición empeoró. Tenía las piernas cada día más débiles. Incluso subir un tramo de escaleras empezaba a suponerme una dificultad. Caminaba como un marinero borracho, un síntoma muy común en la ataxia. Hubo otras complicaciones. En un momento dado, tuve problemas para articular palabras en voz alta e incluso para tragar.

El especialista de la Universidad de California en Davis ya había hablado con el doctor van den Noort. Conocía mi historial y me sometió a una batería exhaustiva de pruebas. Los análisis de sangre indicaban algún tipo de disfunción o de problemas con las mitocondrias. Las mitocondrias, como sabrán los que estudiaron Biología en el instituto, se describen a menudo como las «fábricas» o «plantas eléctricas» de las células. Así que tenía una enfermedad a nivel celular. ¿Qué implicaba esto? ¿Qué lo causaba? Y, lo que era todavía más importante, ¿qué podía hacer para curarla o evitar que empeorara?

Todo era muy difuso. Llevaba años viviendo con la idea de tener esclerosis múltiple. Extrañamente, ahora me sentía a la deriva por la ausencia de ese diagnóstico, como si la EM se hubiera convertido en parte de mi identidad, como mi pelo rojo. Ahora eso había desaparecido, pero no la debilidad, la inestabilidad, el vértigo y la visión borrosa.

Los síntomas se manifestaban de repente y desaparecían igual de rápido, pero después de una reunión de formación para comerciales en San Antonio empezaron a descontrolarse por completo. Tenía que hacer un transbordo en Dallas y quería llegar a tiempo de subirme al próximo vuelo que llevaba a Sacramento. Era cuestión de minutos: si no, tendría que esperarme varias horas al siguiente avión. Tirando de mi maleta de ruedas, fui renqueando por el aeropuerto intentando llegar a la puerta de embarque del vuelo a Sacramento. Podría haber pedido una silla de ruedas, pero era demasiado orgullosa. «¡Soy demasiado joven como para estar en una silla de ruedas en un aeropuerto!», pensé.

Mis andares no tenían orden ni concierto, sentía las piernas débiles y empezaba a nublárseme la mirada. Mientras giraba por un pasillo para llegar a mi puerta de embarque vi que mi avión salía para entrar en la pista de despegue. Había perdido mi vuelo por lenta y por orgullosa. ¿O acaso era porque, en realidad, mi estado empezaba a ser significativamente peor? Llevaba años hablando del día en el que finalmente sería incapaz de caminar. Tuviera o no esclerosis múltiple, ¿había llegado acaso ese día?

Llamé a Doug, llorando.

—Acabo de perder mi vuelo y solo quiero estar contigo, en casa. A duras penas puedo andar. No puedo hacer nada. Siento que me empiezo a derrumbar.

Doug, como siempre, conservó la calma.

—Inspira profundo. Después, cena algo, intenta relajarte y toma el siguiente avión. Lo hablaremos en cuanto llegues a casa.

Cené y me embarqué en el siguiente vuelo.

El día siguiente, cuando Doug llegó a casa del trabajo, nos fuimos al patio trasero y nos sentamos en el *jacuzzi*. Era una agradable noche de verano. Todo muy al estilo californiano.

—Me sentí muy mal por ti cuando estabas en el aeropuerto —me dijo—. Sé que es muy difícil gestionar tu trabajo y sufrir esto, sea lo que sea.

Asentí.

—Quizá necesites tomarte un descanso de todo eso. Pienso que quizá ha llegado la hora de que dejes el trabajo.

¿Dejar mi trabajo? Llevaba toda la vida trabajando. Estaba orgullosa de todo lo que había conseguido en mis *dos* carreras profesionales, como enfermera y como agente de ventas y *marketing*. Dejar todo esto sería casi como admitir que esta terrible enfermedad había ganado. Me había derrotado y forzado a hacer algo que de ninguna manera quería hacer. Al menos, no todavía.

Pero el empujón necesario para tomar esta decisión vino de la mano de un nuevo ataque de vértigo. Me di cuenta de que Doug tenía razón. Más o menos por aquel entonces, Doug había recibido una oferta de uno de los mayores sistemas de hospitales del sur de California y con más prestigio. Uno de los altos cargos de este lugar conocía a mi marido y le preguntó si querría volver a San Diego y a la administración del hospital.

La madre de Doug se había estabilizado y era posible contratar a alguien para que cuidara de ella. Todo parecía encajar.

Algo reacia, acepté lo que me había propuesto Doug. A partir de entonces tenía que centrarme en recuperarme de esa enfermedad «celular», fuera lo que fuera.

—Quizá podemos encontrar a algún mecánico de mitocondrias en San Diego al que se le dé bien —propuse yo.

—Buena idea —repuso Doug, socarrón—. Mira a ver si puede cambiarte el aceite y revisar las ruedas también, ya que estás.

A principios de 2000 volvimos a San Diego. Encontramos una casa en la zona de Scripps Ranch y, aunque al principio no le dimos demasiada importancia al hecho de que era una casa de dos pisos, a medida que cada paso se me hacía más complicado pronto se hizo evidente que había sido una mala decisión.

—Vamos a tener que encontrar una casa que solo tenga planta baja —dijo Doug.

Yo estaba disgustadísima. A duras penas lo habíamos desempacado todo y ya nos teníamos que mudar otra vez por culpa de mis estúpidas mitocondrias defectuosas, o lo que fuese que fuera mi enfermedad.

Mi forma de caminar siguió empeorando. Verme andar debía de ser muy duro, cada paso era un esfuerzo lento y laborioso. Algunos días parecía que tenía que reunir cada gramo de energía y voluntad para poder arrastrar los pies, aunque fuera solo unos centímetros.

Volví al doctor van den Noort y me escribió una receta para un *scooter* eléctrico. Al principio era humillante, pero tampoco tenía muchas otras opciones. Doug y yo intentamos sacarle el máximo partido a mi nuevo medio de transporte. Poníamos a Max, nuestro pekinés, en la cesta del *scooter* y hacíamos carreras alrededor de la manzana a ver quién llegaba antes. Nos reíamos, pero la verdad es que no había nada gracioso en ver a una mujer de cuarenta años viéndose forzada a desplazarse con el vehículo preferido de los nonagenarios.

Una tarde, mientras Doug estaba en el trabajo, yo estaba sentada en el patio trasero, pensando en la misteriosa enfermedad que se había apoderado de mi vida. En el pasado, los síntomas iban y venían. Se agudizaban un tiempo y después volvía a algo similar a la normalidad. Pero ese día advertí que ya no volvería a tener normalidad. Mis síntomas llevaban meses empeorando. Se intensificaban y solo retrocedían ligeramente. Mi vida, nuestras vidas, empezaban a quedar del revés por lo que fuese que me estaba pasando. Mi enfermedad dictaba dónde vivíamos. Ya no podía trabajar y, al parecer, tampoco caminar.

Intenté contener las lágrimas mientras me enfrentaba a la pregunta inevitable: ¿acaso algún día iba a mejorar?

CAPÍTULO 2

La devastadora noticia

¿**C**rees en los milagros?

Tras décadas trabajando en el sector médico, tanto como paciente como portavoz, no puedo responder realmente a esa pregunta con un «sí» rotundo. He visto demasiadas «curas milagrosas» basadas en pocas pruebas científicas (o ninguna) y diseñadas principalmente para conseguir que personas desesperadas paguen grandes cantidades de dinero.

Aun así, tras dejar esto dicho, yo soy creyente y en mi mente no queda ninguna duda de que, después de que Doug y yo nos mudáramos a una casa de una sola planta en el pequeño pueblo de Ramona, situado en la ladera de las montañas Laguna y a una hora al noreste de San Diego, me sucedió algo milagroso.

Empecé a encontrarme mejor.

Tras quince años de enfrentarme a una enfermedad misteriosa que se me había diagnosticado de varias formas distintas (EM, una forma específica de ataxia, problemas mitocondriales y mi favorita, «no sé exactamente qué tienes»), los síntomas empezaron a desaparecer, poco a poco pero de forma clara.

Según mi internista, el motivo de mi mejora era que ya no tenía que subir escaleras y que, al dejar de esforzarme cada día, mi cuerpo podía reposar tanto como necesitaba. Seguramente eran factores muy importantes pero, aunque no tengo estudios que puedan demostrarlo, pienso que otro factor muy importante fue el cambio de paisaje y el hecho de que abordé nuestra nueva forma de vivir con una actitud renovada y tan vivificante como el aire de la montaña.

—¡Hola, Ramona! —dije en voz alta una mañana tras desempacar todas nuestras pertenencias—. ¡Aquí estoy!

Dejando a un lado los chirridos de unas cuantas cigarras, Ramona no respondió.

¿Y por qué tendría que hacerlo? Al fin y al cabo, Doug y yo no éramos ni de lejos los primeros en sentirse atraídos por su idílica belleza.

———— • ————

Para ser una chica criada en un barrio residencial de clase media en una bulliciosa área metropolitana y que después pasó gran parte de su vida en ciudades, Ramona fue todo un descubrimiento. Sus tranquilas y amables costumbres evocaban su pasado como pueblo de vaqueros, legado con el que siguen conviviendo hoy en día. Esto se hace evidente en la cafetería Starbucks local, una de las pocas en todo el país que tiene un palenque para aquellos que llegan montados a caballo.

A poco más de un kilómetro y medio de la calle principal, nuestra casa se encuentra en la cima de una colina, al final de un camino de entrada de sesenta metros. Convivimos más o menos pacíficamente con la fauna del lugar y los incendios periódicos del bosque nacional de Cleveland, que linda con nuestro patio trasero y que de vez en cuando nos trae algún que otro puma o serpiente de cascabel.

Tras instalarnos, yo me quedaba por la noche mirando el valle desde nuestro patio, iluminado por la luz de mil estrellas que titilaban en el limpio aire de la montaña. El simple hecho de tener esa vista puede que hiciera mucho más para renovar mi ánimo y sanar mi cuerpo que cualquier cosa que me recetara un doctor.

Doug y yo habíamos adaptado la casa para alguien con un problema de movilidad y músculos cada vez más débiles: nada de escaleras, una ducha a ras de suelo, puertas francesas en vez de correderas y (ya previendo un lúgubre futuro), una habitación para invitados con su propio baño que algún día iba a ocupar un cuidador a tiempo completo para mí.

Me alegra decir que, hasta ahora, solo han dormido allí amigos y familiares, ¡y pongo todo de mi parte para que así siga siendo!

Durante los primeros meses tras mudarnos, yo seguía moviéndome con el *scooter* eléctrico fuera de la casa. Para que pudiera usarlo bien, ampliamos el camino de tierra que ya había y que serpenteaba alrededor de la propiedad.

Como yo seguía convencida de que finalmente acabarían diagnosticándome igualmente EM, eso es lo que les contamos a los vecinos que vivían a nuestro alrededor. Se comportaron de forma entrañable con nosotros. Uno de ellos, el vicepresidente de distribución del *San Diego Union-Tribune*, se encargó de que nos dejaran el periódico cada día justo delante de la puerta y no al principio del camino, que era como nos lo entregaban normalmente. Fue un gesto pequeño pero atento, uno de los muchos que recibimos por parte de nuestros vecinos de Ramona.

Mi mejoría me tomó completamente por sorpresa. Una mañana de 2003, tras levantarme y salir de la cama, en vez de los primeros pasos trémulos y dolorosos para los que me preparaba cada día, pude andar hasta la cocina fácilmente, sin parecer un marinero borracho o sentirme como si tuviera las piernas de plomo. Cuando estuve delante de la encimera de la cocina, caí en la cuenta de que no estaba apoyándome en ella para sujetarme.

—Ay, gracias a Dios —dije en voz alta—. Me siento bien de verdad.

Aunque esto pueda parecerle algo patético a alguien que nunca haya sufrido lo que parecía ser una enfermedad degenerativa o lesiones musculoesqueléticas, créeme cuando digo que vi el cielo abierto. También me sentía menos cansada. La mayoría de los días necesitaba echar un sueñecito alrededor de las once. Pero no ese día. El día anterior había estado toda la tarde arreglando el patio, algo que normalmente me habría dejado exhausta en el mejor de los casos y, en el peor, habría provocado la reaparición de mis ataques de vértigo.

Aquella mañana también vi que llevaba sin usar el *scooter*... ¿Cuánto tiempo? ¿Días? ¿Semanas? Algo nerviosa, decidí hacer un gesto de atrevimiento: metí el vehículo en el garaje y ahí está desde entonces (con algunas excepciones), un recordatorio de color dorado de una extraña y larga etapa de mi vida.

Aquella tarde reuní el valor para plasmar en palabras ante mi marido lo que llevaba sintiendo todo el día.

—Doug, ¿sabes qué?

—¿Qué?

—Creo que... Creo que estoy mejor.

—¿Mejor? ¿Quieres decir mejor?

—Sí.

Le conté cómo me había sentido aquella mañana y los cambios que había notado.

—Creo que finalmente podré volver a ir por ahí yo sola —concluí.

—Perfecto —repuso él, irónico—. Así podrás sacar la basura esta noche.

Me puse a reír y él me abrazó con fuerza.

Aquella noche me sentí normal. No con una normalidad nueva, sino como la Jamie de antes de cumplir la treintena. Hacía mucho tiempo que casi había olvidado cómo era sentirse así, siendo esa persona.

UN GOLPE CRÍTICO

Yo quería volver a trabajar pero mi internista, a quien me había derivado el doctor van den Noort, me frenó en seco.

—Hay un par de buenos motivos por los que te sientes mejor —me recordó—. Puedes descansar cuando lo necesitas y, además, no tienes el estrés de un trabajo. Así que yo no te recomendaría que volvieras a trabajar.

Admití, a regañadientes, que tenía razón. Los descansos que iba haciendo a lo largo del día eran muy útiles, y era posible que también tuvieran que ver con mi sensación de encontrarme mejor. Y probablemente no estaba lista para enfrentarme al estrés de ir y volver cada día en un trayecto de una hora y de un trabajo de gestión que pudiera quitarme el sueño. Pero necesitaba sentirme productiva y tampoco podía pasarme el día entero en el jardín. Empecé a colaborar como voluntaria en varias organizaciones locales y me resultó muy gratificante. Pero no dejaba de darle vueltas a lo que me había pasado, perpleja. ¿Acaso los pasados quince años habían sido un espejismo? ¿De dónde salían ese estado y todos sus terribles síntomas? ¿Y cómo podía ser que los mejores investigadores y especialistas en diagnóstico como el doctor van den Noort o el neurólogo de la Universidad de California en Davis no hubieran podido llegar a un diagnóstico definitivo?

Lo que parecía ser la solución perfecta para conseguir descifrar el misterio se presentó en forma de un correo electrónico que recibí a finales de 2008.

Provenía de un gran hospital de California donde se me invitaba a participar en un estudio de investigación. «Puedes ayudarnos a marcar la diferencia», proclamaba. Según el correo electrónico, estaban investigando una cuestión sencilla pero importante: si supieras que tienes un riesgo genético de sufrir ciertas enfermedades, ¿cambiarías tu estilo de vida para ayudarte a prevenirlas?

En otras palabras: si supieras que tienes un riesgo superior a la media de padecer, por ejemplo, una forma concreta de cáncer, y los estudios médicos sugieren que modificar tu dieta o hábitos de ejercicios puede reducir ese riesgo, ¿lo harías?

Se trataba de una pregunta candente en 2009, ya que las pruebas de perfiles genéticos empezaban a ser cada vez más comunes, visibilizadas por sitios web del estilo de 23andMe.

La aparición de estas nuevas pruebas había provocado un debate en los círculos científicos y médicos que todavía hoy en día sigue en boga. Algunos argumentaban que ofrecer este tipo de «boletín» genético podría llevar a mejores decisiones de los consumidores respecto a su estilo de vida, incluyendo un cumplimiento de las revisiones y chequeos médicos. Otros creían que presentar este tipo de información a las personas solo llevaría a un aumento de la ansiedad y quizá las impulsaría a tomar decisiones precipitadas y someterse a procedimientos o revisiones innecesarios.

Para participar en el estudio, tenía que proporcionar todo lujo de detalles sobre mi historial familiar y, después, enviarles una muestra de saliva para una prueba diagnóstica genética. Entonces podría ver mis factores de riesgo relacionados con una larga lista de enfermedades comunes, entre las cuales vi que figuraba la EM.

La idea captó mi atención.

Acepté participar en el estudio. Aunque estas pruebas genéticas desde casa eran relativamente nuevas por aquel entonces, el concepto parecía bastante claro. Como se describía en una noticia que leí más tarde, «Es una prueba muy sencilla: pídala, escupa, envíela y espere».

Unos días más tarde llegó un paquete con un tubo de plástico de unos veinte centímetros con un tapón. Le quité el tapón, escupí un par de veces dentro, volví a taparlo y lo dejé en un laboratorio local que estaba analizando los resultados para el estudio. Después me puse a responder por Internet el cuestionario de mi historial médico familiar. Aunque ya lo tenía bastante por la mano, igualmente me llevó dos horas y una llamada a mi madre para acabar de comprobar un par de cosas que todavía no sabía del todo. Las preguntas eran sobre mis padres y hermanos: ¿qué edad tenían? Si habían fallecido, ¿a qué edad y por qué motivo? Si seguían con vida, ¿tenían problemas de salud?

Mis hermanos estaban todos bien. Pero a mi padre, que por entonces rondaba los setentaicinco años, le habían diagnosticado alzhéimer el año anterior. Para mí fue tan duro que intenté no pensar más en el tema.

—¿Por qué haces esto? —me preguntó Doug cuando me vio respondiendo el cuestionario—. ¿Te preocupa tener algún tipo de riesgo genético o algo?

Le dije que, a cambio de proporcionarles el historial médico familiar y la muestra de saliva, los participantes recibirían un desglose detallado de su riesgo genético de sufrir unas veinte enfermedades, entre las cuales se incluía la EM.

—Esta es mi oportunidad de descubrir si realmente la tenía —dije.

—Pero ahora estás mucho mejor —repuso él—. Y las resonancias magnéticas que te hicieron del cerebro salieron negativas, ¿verdad?

—Sí, pero igualmente me gustaría saberlo.

Era una sensación difícil de explicar, incluso para Doug, pero había una parte de mí que no podía aceptar un «quizá» por respuesta. Necesitaba llegar a una conclusión sobre la naturaleza del sufrimiento contra el que había tenido que luchar durante tantos años. Y, aunque claramente estaba mucho mejor, seguía habiendo momentos en los que las piernas todavía no acababan de responderme bien y ¿quién podía asegurarme que los síntomas no iban a volver a aparecer? Yo no había dejado de presentir que el diagnóstico original del doctor van den Noort había sido correcto. Quizá yo era la única paciente de EM que no tenía lesiones cerebrales. A saber. Pero, desde luego, tener una predisposición genética para esa enfermedad iba a responder de forma concluyente esa pregunta.

—Está claro que es tu decisión —me dijo Doug cuando le expresé mi razonamiento, no del todo sólido—. Yo no sé seguro si querría saber qué riesgo tengo de sufrir todas estas cosas.

Esta actitud, como descubrí en los años siguientes, no es inusual. Muchas personas no quieren saberlo. Pero yo sí quería. Terminé el cuestionario, hice clic en el botón Enviar y esperé los resultados.

Llegaron en abril de 2009, en un correo electrónico con un archivo PDF adjunto de veintinueve páginas. Empecé a bajar por el documento para encontrar lo que andaba buscando: una página de resumen llamada «Riesgos estimados de padecer estas enfermedades en tu vida».

Y ahí, en pulcras columnas, había una lista de enfermedades comunes con dos porcentajes al lado de cada una: el riesgo del sujeto de sufrir la enfermedad en comparación con la media de la población.

Me puse a leer la lista y vi que mis posibilidades de sufrir lupus, la enfermedad de Crohn o fibrilación auricular eran considerablemente inferiores a la media. Era bueno saberlo. Y entonces encontré lo que andaba buscando: la esclerosis múltiple. ¡Por fin iba a conseguir la respuesta a mi pregunta!

Mi entusiasmo cayó en picado cuando leí que el riesgo medio de sufrir EM a lo largo de la vida era del 0,77 %. Y el mío, del 0,36 %. ¡Tenía una posibilidad inferior a la media de padecer la enfermedad que creía haber estado sufriendo la mayor parte de mi vida adulta! Mi teoría se iba al garete. Aunque no respondiera de forma conclusiva la pregunta de qué me había estado produciendo todos esos síntomas, estaba claro que no mostraba una predisposición genética hacia la EM.

Vaya una pérdida de tiempo.

Y entonces, en la parte superior derecha de la página, vi mi puntuación para la enfermedad de Alzheimer.

Media: 17 %.
Tú: 75 %.

Me quedé sin aliento. ¿Qué? ¿Alzhéimer?
Hice clic para obtener más información.

Tienes 2 de los 2 marcadores de riesgo que hemos buscado.

Al leer estas palabras me sentí como si alguien me hubiera enfocado en la cara con una linterna en un callejón oscuro.

—¡Ahí está! —retumbó la voz de la policía genética en mi mente—. Esa es la que tiene lo que andamos buscando.

Pero, exactamente, ¿*qué* andaban buscando? *¿Qué es lo que tengo?*

Resulta que el gen que andaban buscando era el gen ApoE4. Y, para empeorar todavía más las cosas, yo no tenía uno de estos genes, sino dos...

Terminé de leerme el informe con la esperanza de encontrar algún tipo de asterisco enorme o de nota aclaratoria sobre las limitaciones de la prueba. Quizá iba a recibir en cuestión de segundos un correo electrónico donde me pedían disculpas y me decían que me habían enviado por accidente el informe de otra persona. Pero no, era mío, todo mío. Esa tarde investigué más a fondo el tema, cosa que solo empeoró las cosas. Busqué en Google el gen ApoE y en el National Institute on Aging [Instituto nacional sobre el envejecimiento] encontré una descripción: «El gen ApoE4 aumenta el riesgo de sufrir la enfermedad de Alzheimer y también está asociado con una edad más temprana de aparición de la enfermedad».[1]

Yo estaba destrozada.

Pero seguí leyendo y vi que la información de esa entrada del NIA indicaba que esta variación del gen no implicaba que la persona fuera a acabar desarrollando *sí o sí* la enfermedad. ¿Un rayito de esperanza? Intenté calmarme respirando profundamente y diciéndome que la cosa quizá no pintaba tan mal. Pero entonces caí en la cuenta de que en el artículo se referían a «un» gen ApoE4. Es decir, «uno». Y, según los resultados de mi perfil genético, yo había heredado dos, un regalo genético de ambos lados de mi familia.

Seguí con mi búsqueda en Internet hasta que finalmente encontré un artículo de la Universidad de Duke donde se indicaba que los individuos que, como yo, habían tenido la mala suerte de tener dos de esos genes tenían un riesgo del 91 % de sufrir la enfermedad de Alzheimer en su vida. La edad media de aparición de la enfermedad estaba entre los 63 y los 65 años.

Un noventaiuno por ciento. Y seguramente la enfermedad aparecería en una edad donde la mayoría de las personas empiezan a prepararse para jubilarse y disfrutar de la vida.

En mi mente aparecieron de repente los recuerdos de la bisabuela Neva babeando en su silla de ruedas.

Mi formación médica y mi historial personal de salud me habían enseñado a ser racional y conservar la cabeza fría. Pero no estaba lista para eso.

Alejé la silla de la pantalla y me puse a pasear por mi despacho, aturdida.

Cuando Doug llegó a casa, me encontró en el sofá, lívida. Seguía paralizada por la noticia.

—Hola —me dijo.

Levanté la mirada.

—Acabo de descubrir que tengo un noventaiuno por ciento de posibilidades de tener la enfermedad de Alzheimer. ¿Cómo te ha ido el día?

Doug puso cara de sorpresa durante un instante. Le expliqué los resultados de la prueba.

—Y, por favor, no me digas «te lo dije» —concluí—. Tenías razón. No debería haber hecho esta prueba.

—*Ná* —repuso Doug—. No es nada.

—¿Qué quieres decir con «no es nada»? Esto es como una garantía de que voy a tener alzhéimer. —Reflexioné un segundo—. Doug, me preocupa que vayas a tener que cuidar de mí.

—¿Eso es lo que te preocupa? Pues entonces no tienes que darle demasiadas vueltas.

—¿Por qué no?

Sonrió.

—Soy mucho mayor que tú. Para cuando tengas la enfermedad, yo ya estaré muerto.

BIENVENIDA AL CLUB «4/4»

El día siguiente me levanté con dolor de cabeza. Con cada latido, las palabras «noventaiuno por ciento» parecían retumbar en mi cabeza. También empecé a pensar en mi familia. Tenía los recuerdos de la bisabuela Neva y había visto cómo mi madre sufría cuidando de mi abuela, cuando esta perdió la memoria hacia el final de su vida. Ahora a mi padre le acababan de diagnosticar la enfermedad de Alzheimer. Tres personas de mi familia, sin tener que ir más lejos. Y todo este tiempo había estado centrada en la enfermedad equivocada. En vez de preocuparme de si tenía EM, debería haber estado pensando en el hecho de que quizá podía tener alzhéimer. ¿Por qué no me había parado a pensar en mi árbol genealógico y había sumado dos y dos?

Dos y dos son cuatro. Mi nuevo número de la mala suerte.

Pues vale, muy bien. Es hora de organizarse. Encendí el ordenador e imprimí el informe genético entero junto con algunos de los demás documentos que había encontrado la noche anterior y lo metí todo en una carpeta. Iba a empezar a informarme sobre el tema y estaba lista para pasar a la acción. Así que el estudio iba de si el conocimiento de una predisposición genética iba a modificar el comportamiento de alguien, ¿verdad? Pues muy bien, estoy lista para cambiar mi comportamiento si eso sirve para algo. Haré más ejercicio y me alimentaré mejor. Incluso prometo no volver a tomar jamás otro sorbo del chardonnay de Doug (mi marido podía llegar a ser muy protector con su vino favorito). Solo dime qué tengo que hacer. Aquí me tienes.

Como tenía un gran riesgo de padecer esta enfermedad, mi informe genético venía con un par de páginas con información sobre el alzhéimer. Aunque intentaba adoptar un tono optimista e incluía una lista de estudios que parecían prometedores y recomendaciones bastante trilladas sobre la dieta y el ejercicio, hubo dos frases que captaron mi atención de inmediato: «No hay una cura conocida para la enfermedad de Alzheimer» y «Por ahora, no hay estrategias que prevengan con certeza el alzhéimer».

No hay prevención. No hay tratamiento. No hay cura.

Empezaba a sentirme como si acabara de recibir una sentencia de muerte genética, sin opción de negociar ni de acortar la sentencia por buen comportamiento.

Más tarde, mientras me hundía en la desesperación, advertí que incluso los intentos de Doug por quitarle importancia al asunto también habían sido una cortina de humo. Mi maravilloso marido, que siempre había arreglado la situación consiguiéndome la casa correcta o el *scooter* adecuado, no podía solucionar esto. Pocos días después de contarle la noticia, llamó a nuestro seguro de vida y aumentó la cantidad de prima de nuestra póliza, seguramente por si él moría antes que yo y yo necesitaba dinero para costear los cuidados intensivos.

Pero, llegados a ese punto, ¿sería yo siquiera consciente de ello?

———◆———

Yo fui una de las más de tres mil personas que participaron en el estudio, cuyos resultados se publicaron más adelante en una prestigiosa revista médica. Los investigadores descubrieron que someterse a la prueba genética no llevó a ningún cambio medible en el ejercicio, la dieta o las revisiones médicas.

Pues podemos considerarme a mí la minoría, porque a partir de lo que había averiguado con la prueba (es decir, mi tremenda predisposición a sufrir alzhéimer), yo estaba más que dispuesta a seguir todas las recomendaciones anteriores ¡y cualquier otra!

Pero primero tenía que entender mejor el estudio y los datos científicos en los que se basaba.

Decidí ponerme en contacto con el investigador principal, el doctor Prescott F. Leyland, un eminente médico e investigador cuya oficina resultó estar en San Diego. Le escribí un correo electrónico que, en parte, decía:

Querido doctor Leyland:

Participé de forma voluntaria en su estudio genómico. Me han informado de que tengo dos copias del gen ApoE4, con lo que sufro un riesgo muy elevado de padecer la enfermedad de Alzheimer. Pensaba que conocer esta información sería útil. Por desgracia, una cosa es tener este conocimiento y otra muy diferente es saber qué hacer con él.

Como enfermera, pensé que quizá estaría dispuesto a hablar conmigo, explicarme un poco más cuál era el razonamiento tras el estudio y comentar qué significaban mis resultados. Quizá me iba a consolar con unas palabras de ánimo y con una derivación a un neurólogo para que me atendiera.

Nada. Pero, tras volver a enviar el correo electrónico y copiar en el envío al director ejecutivo del hospital, su asistente me respondió y programó una reunión.

Llegué sobre las diez de la mañana a sus grandes y lujosas oficinas. Abrí la puerta y me encontré con un equipo de televisión en el recibidor. Había luces, cámaras, técnicos, un ingeniero de sonido y un reportero de televisión elegantemente vestido y con un peinado impecable, cuya cara reconocí vagamente de la televisión local, al lado del doctor Leyland, ataviado en su bata blanca.

Parecía que ya estaban acabando.

Vi claramente que se trataba de un hombre importante. El equipo del telediario local estaba ahí, con una historia sobre él. Todos empezaron a recoger las cosas. Me abrí paso entre la multitud y me identifiqué ante la recepcionista.

—Ah, sí —repuso, mirando en el horario del día—. Sí, espere un momento.

El doctor Leyland seguía charlando amablemente con el reportero cuando la recepcionista se acercó a él y le susurró algo al oído. Vi que por la cara del doctor cruzaba una expresión de irritación casi imperceptible antes de volverse al reportero y pedirle disculpas.

—Perdóneme un momento, tengo que encargarme de un asunto —le dijo, sonriente y adulador—. Muchísimas gracias por venir aquí a hablar con nosotros. Sus preguntas han sido realmente buenas.

Pasó por mi lado andando rápidamente y entró por la puerta de recepción para meterse en las oficinas.

Unos pocos minutos más tarde me hicieron pasar. En vez de ir a su oficina me condujeron a una sala de conferencias, donde estaba él sentado y mirando su teléfono. Era una sala fría e impersonal, con una mesa de madera. El doctor estaba en el extremo opuesto.

—Permítame acabar de enviar esto —dijo abruptamente, tocando unas teclas más—. Muy bien —dijo finalmente, y levantó la mirada—. ¿Así que usted es...?

—Jamie. Jamie Tyrone.

—Ah, sí. ¿Y cómo puedo ayudarla?

—Participé en su estudio genético sobre el riesgo de sufrir una enfermedad.

Pareció sorprendido. A decir verdad, no es muy usual que los sujetos de estudios se presenten en las oficinas de los investigadores.

—Ah, sí, ahora recuerdo su correo electrónico. Hoy hemos tenido un día de locos, como ya habrá podido ver.

Me miró, dando toquecitos impacientes en la mesa con los dedos. Supuse que me estaba invitando a decirle por qué estaba ahí y no andarme con rodeos.

—Muchas gracias por atenderme, doctor —empecé, y le expliqué los resultados de su estudio—. Estoy algo preocupada con la información que recibí del estudio.

—Pues nosotros estamos muy orgullosos de la calidad de nuestras investigaciones, ¿sabe? —repuso él, como si yo acabara de poner en entredicho sus habilidades.

Esto me tomó algo por sorpresa y empecé a decirle que no tenía ninguna duda sobre la calidad de su investigación. De hecho, sabía que este estudio en concreto había sido financiado parcialmente por los National Institutes of Health, que son las instituciones gubernamentales de investigación de Estados Unidos. Pero él prosiguió como si yo no hubiera abierto la boca.

—Ha habido muchas otras personas que han descubierto que estaban en riesgo de sufrir varias enfermedades; quiero que sepa que no estaban disgustadas. Debería estar contenta.

¿Contenta? ¿De tener una posibilidad del noventaiuno por ciento de tener alzhéimer? Sentí que empezaba a subirme la sangre a la cabeza.

—Ahora podrá cambiar su estilo de vida para ayudarle a prevenirla. Puede comer mejor, disminuir su colesterol y empezar a hacer más ejercicio.

Básicamente me estaba repitiendo todos los tópicos que había al final de los resultados. Claramente no iba a sacar nada nuevo de este hombre. Y tampoco parecía que fuera a consolarme, ni con un abrazo ni con sus palabras.

—Ah, bien, gracias —contesté, controlando mi frustración—. Una última pregunta. ¿Podría recomendarme a un neurólogo o a alguien con quien pueda hablar de esto? ¿O quizá incluso un investigador del alzhéimer? Me gustaría aprender un poco más sobre esto.

—No, lo siento, no puedo —repuso él—. No sé de ningún neurólogo que la pueda ayudar. Tampoco conozco a nadie que investigue esta enfermedad.

Me tendió la mano, indicando que la reunión había acabado.

—Pues no, no ha sido demasiado amable, no —le conté a Doug esa noche—. No veía la hora de echarme de su despacho.

—Seguramente le ha puesto nervioso que te presentaras en su oficina —contestó él.

—Sí, creo que sí, un poco. Pero eso no es excusa para portarse así conmigo. Podría haber mostrado algo de empatía, ¿no?

—Sí, tienes razón —dijo Doug—, pero me parece a mí que ahora puedes enfrentarte a toda esta situación de dos formas: por las buenas o por las malas. Espero que elijas bien.

Así que el día siguiente empecé a actuar del modo que a mí me parecía que era «por las buenas». Llamé a la oficina de la asociación local de alzhéimer, les expliqué mi situación y les pregunté si tenían algún grupo de apoyo para las personas que tuvieran mi mismo riesgo genético.

—¿APO qué? —dijo el amable hombre que contestó a mi llamada—. Lo siento, pero creo que no sé de qué me está hablando. Pero sí que tenemos varios grupos de apoyo y estaremos encantados de ayudarle.

Le di las gracias y colgué el teléfono. Después empecé a pensar en mis días como comercial y se me ocurrió una idea. A veces, cuando te rechazan, la mejor forma de actuar es volver al posible cliente con una oferta distinta. Me senté y redacté un correo electrónico para el doctor Leyland.

Yo sabía que en su hospital había un departamento de medicina integrativa, que es básicamente un área de la medicina centrada en el paciente que busca soluciones interdisciplinarias a los problemas de salud. Si pudiera ponerme en contacto con alguien de esa área, le propondría colaborar para desarrollar un programa de salud cerebral.

Intenté mostrarle lo razonable que yo podía llegar a ser. Quizá podíamos colaborar en este proyecto. El doctor se mostró más receptivo y, en esa ocasión, sí que me proporcionó un nombre.

Parecía que ir por las buenas iba a llevarme a buen puerto.

Pero la jefa del departamento de medicina integrativa no se dignó ni a hablarme.

—Estará ocupada durante los seis meses siguientes con otro proyecto —me dijo su asistente.

¿Seis meses? ¿No podía dedicarme ni cinco minutos para hablar?

Volví a enviarle un correo electrónico al doctor Leyland y le di las gracias de nuevo por apoyar mi idea. Le pedí si podía hablar con la encargada de ese departamento para convencerla, o ponerme en contacto con otra persona. Estaba claro que podía abrirme muchas puertas con solo enviar un correo electrónico.

La respuesta que me dio me dejó anonadada: «Ya he hecho mucho por usted. Por favor, no me vuelva a llamar».

Nunca había recibido un correo como este, ni siquiera cuando era comercial.

No me tomaban en serio. No me escuchaban. Estaba dolida y sola. Me ignoraban. Y tenía preguntas, pero nadie parecía lo suficientemente interesado como para responderme.

Una cosa que quería saber era por qué no ofrecían asesoramiento al proporcionar los resultados. Me leí las directrices para las pruebas genéticas y me deberían haber asignado a un asesor para que al menos pudiera hacerle una llamada de consulta. En vez de ello, se limitaron a mandarme por correo electrónico esta noticia demoledora.

Finalmente, tras mandar varios correos electrónicos a distintas personas del hospital, me dieron una respuesta: era demasiado caro.

Estaba furiosa. Y ahora empezaba a sentirme desesperada. Podría decirse que hasta el momento había estado viviendo en lo que podríamos describir como «negación saludable» en lo respectivo a mis tres familiares con senilidad o alzhéimer. Quizá tenía sentido. Pero hasta el momento no me lo había planteado, y no había experimentado ningún síntoma.

Ahora empecé a imaginarme los síntomas cada día. Me preocupaba cada vez que no encontraba la palabra que buscaba. Cada vez que me olvidaba de dónde había dejado las llaves del coche. Cada vez que no recordaba el nombre de una película o un libro. Antes de 2009 no le habría dado más vueltas a cualquiera de estos incidentes. Pero ahora que tenía grabada en la mente esta extraña secuencia de letras, ApoE4 por dos (o, dicho de otra forma, «4/4»), cada pequeño olvido me dejaba aterrorizada.

¿Había aparecido finalmente la enfermedad?

Ahí fue donde empecé a caer en picado. Estuve tres meses sin salir de la cama. No limpiaba la casa ni cuidaba del jardín. Y cuando Doug finalmente llegaba a casa, lo único que hacía era quejarme sobre el alzhéimer, el doctor Leyland y el estudio.

Finalmente, una noche, Doug me habló muy seriamente.

—No sé cuánto tiempo podré seguir viviendo contigo así.

Incluso Doug, mi aliado contra viento y marea, empezaba a hartarse de mi comportamiento. Mis preguntas cada vez eran más lúgubres. ¿Realmente quiero seguir aquí? ¿Tengo algo por delante, aparte de una silla de ruedas y babear? En el botiquín tenía una botella de difenhidramina. También tenía pastillas de hidrocodona, un analgésico. Mi mente empezó a verse invadida por la idea de tomarme todas las pastillas y bajarlas con una botella de alcohol. Así ya no tendría que volver a preocuparme por el alzhéimer.

Estaba pensando seriamente cómo y dónde hacerlo. Pero hubo dos cosas que me detuvieron.

Primero, un resurgimiento de mi fe. Me criaron en la fe luterana pero, en un punto de mi vida adulta, asistí a una iglesia católica como parte de mi búsqueda espiritual. Me acordé de cuando me explicaron por qué el suicidio se considera un pecado mortal para los católicos. Había leído que cuidar de la vida, el cuerpo y el alma no es algo optativo. Era una obligación que tienes contigo mismo, con tu familia y con Dios. «Somos administradores y no propietarios de la vida que Dios nos ha confiado. No disponemos de ella» fue la línea del catecismo que me vino a la cabeza.

Aunque yo ya no era católica practicante, estas palabras seguían conmoviéndome. Pensar en ellas en el peor momento de mis crisis me hizo replantearme mi macabro plan. Además, me negaba a la idea en sí de rendirme ante el problema. Vale, quizá estaba destinada a tener alzhéimer. Pero yo jamás me había amilanado ante un desafío. Cuando estaba estudiando enfermería había vuelto al ruedo de inmediato tras la trágica muerte de mi paciente en mi primer día de hospital. Como recién graduada me había enfrentado a un par de arrogantes médicos de quirófano. Había perseverado a pesar de mi misteriosa y limitante enfermedad durante las décadas anteriores, y ahora podía andar otra vez como un ser humano.

Me había enfrentado a todas estas situaciones. En esta también había cosas que podía hacer. Estaba segura. Y no solo en lo referente a los cambios de estilo de vida que sabía que eran importantes. Quizá podía ayudar de algún otro modo de forma que, aunque fuera tarde para mí, los demás no tuvieran que vivir con esta espada de Damocles genética colgando sobre sus cabezas.

Y esa esperanza tomó forma cuando, inesperadamente, una mujer de la empresa que había hecho el estudio se puso en contacto conmigo. Jenny era una de las pocas personas de ese estudio que había mostrado el mínimo interés en ayudarme. Me llamó para decirme que había hablado con un tal doctor Eric Reiman del Banner Alzheimer's Institute (BAI) de Arizona. Jenny me dijo que el instituto Banner era un centro de investigación de primera categoría y que le había hablado al doctor Reiman de mis resultados y de mi interés por saber más o, quizá, colaborar en la investigación de la enfermedad o en su difusión.

—Me dijo que estaría encantado de hablar contigo, Jamie — comentó Jenny—. Creo que es la persona que estás buscando.

Jenny hizo mucho más de lo necesario por mí y siempre le estaré muy agradecida por ponerme en contacto con el doctor Reiman. Varios años después finalmente la conocí en persona en una conferencia.

—Muchísimas gracias por hablarle de mí al doctor Reiman, Jenny —le dije—. Fue realmente amable de tu parte.

—Era lo mínimo que podía hacer —repuso ella, y su mirada se endureció—. Ojalá nunca hubiera colaborado en ese estudio, de verdad.

—Pues ya somos dos —respondí.

Si pienso en aquel momento de mi vida, veo que la repentina perspectiva de sufrir la enfermedad de Alzheimer consiguió distraerme del rompecabezas en el que se había convertido mi vida conviviendo con lo que, hasta entonces, creía que era EM. Aunque los síntomas disminuyeron, todavía hoy no puedo evitar preguntarme si había algún tipo de conexión entre mi elusiva enfermedad y el hecho de ser ApoE 4/4.

Fuera como fuera, ahora tenía una nueva lucha incluso más dura a la que enfrentarme.

CAPÍTULO 3

Las aventuras de una rata de laboratorio

El doctor Reiman parecía saberlo todo sobre mi estado genético, mis frustrantes interacciones con el doctor Leyland, la falta de asesoramiento, cómo otros habían impedido mis intentos de empezar un programa de salud cerebral y, estoy convencida, las repetidas ocasiones en las que me había derrumbado por todo el asunto.

—Has pasado por una experiencia desafortunada —dijo él—. Lo siento.

Nada más empezar ya había validado mi sentimiento de que toda la situación se había llevado muy mal. Finalmente había alguien que me escuchaba.

Además de ser una persona compasiva, el doctor Reiman es un investigador altamente respetado y el director ejecutivo del Banner Alzheimer's Institute. También es autor de más de cuatrocientas publicaciones y ha sido galardonado con el prestigioso premio Potamkin, que es esencialmente un Nobel o Pulitzer en el campo de la investigación de la enfermedad de Alzheimer.

El doctor Reiman era muy consciente de lo que implicaba ser una «4/4» (que es como se suele denominar a alguien que, como yo, tiene dos pares de genes ApoE4) y me explicó más sobre la estructura genética que había heredado.

—Sí, tienes un riesgo alto —reconoció—. Pero recuerda que no es una garantía de que vayas a tener la enfermedad.

Aprecié sus palabras de ánimo pero le dije educadamente que, aunque no soy una persona a la que le guste arriesgarse con las apuestas, si estuviera en Las Vegas y alguien me dijera que tengo un 91 % de posibilidades de ganar al pase inglés, me faltaría tiempo para ponerme en la mesa con un par de dados en la mano.

El doctor rio.

—Entiendo lo que me dices, pero ¿sabías que hay personas de más de ochenta años que son 4/4, no tienen alzhéimer y son cognitivamente normales? Es posible que haya otros genes o mecanismos que todavía no comprendemos y que también tengan un papel aquí, cosa que puede disminuir el riesgo que supone tener ambos genes.

Asentí, pensativa.

—Es bueno saber esto —repuse— pero, mientras, me gustaría poder hacer algo. Quizá podría participar en uno de tus estudios, ¿qué te parece?

Aunque era demasiado joven para gran parte de la investigación sobre la enfermedad de Alzheimer, al doctor Reiman le pareció que era una idea magistral y me habló de algunas investigaciones que en aquel momento estaban llevándose a cabo en Banner. Había una en particular que se trataba de un estudio longitudinal (o a largo plazo), realizado en colaboración con la Clínica Mayo, donde se controlarían y harían pruebas de los biomarcadores como las placas en el cerebro, el volumen del hipocampo (el centro de la memoria en el cerebro) y las habilidades cognitivas, además del estado genético.

—Suena fascinante —le dije—. Me encantaría participar.

Como se trataba de un estudio a largo plazo sobre el alzhéimer y podían admitirse sujetos a partir de los cuarentainueve años, yo cumplía con los requisitos. Aun así, en mi interior no podía dejar de preguntarme si parte del motivo por el que el doctor Reiman me había invitado a participar era simplemente para mostrarme que no todos los investigadores eran indiferentes y fríos. Si ese era el caso, desde luego que lo consiguió. Trabajar con él y con sus compañeros en el Banner fue toda una revelación. Desde aquella primera conversación telefónica empecé a poder hacer preguntas sin recibir respuestas desdeñosas. Y vaya si recibí respuestas. Aprendí más sobre el alzhéimer en general y mi estado particular en diez minutos con Eric de lo que había conseguido averiguar en diez meses buscando en Google.

—Genial —me dijo cuando acepté ser parte del estudio—. Le diré al coordinador de la investigación que se ponga en contacto contigo para acabar de coordinar los detalles.

Unos pocos meses más tarde llegué a Phoenix para pasar tres días haciéndome pruebas en el Banner Alzheimer's Institute. El mismísimo doctor Reiman estaba ahí para recibirme la mañana en la que llegué al instituto. Era un hombretón dulce, con una sonrisa cálida y una presencia serena; me hizo sentir cómoda de inmediato.

—Bienvenida al instituto Banner, Jamie.

Primero pasé por una serie de pruebas: resonancia magnética, tomografía por emisión de positrones, análisis de sangre. Todo el mundo me hizo sentir especial, como si ya fuera una valiosa colaboradora del importante trabajo que se llevaba a cabo ahí... ¡y acababa de entrar por la puerta! Por supuesto, las superestrellas del Banner eran los investigadores. De ahí habían salido artículos revolucionarios. De hecho, aunque no lo conocí en aquel momento, me enteré de que uno de los pesos pesados del instituto era un neurólogo que pronto aparecerá en esta historia: el doctor Marwan Sabbagh, coautor de este libro.

Cuando paramos a comer el almuerzo, en el instituto Banner tuvieron el detalle de proporcionarme comida, una sana ensalada. Después pasamos a las pruebas cognitivas, que llevaba a cabo el doctor Richard Casselli de la Clínica Mayo.

—¡Ha llegado tu rata de laboratorio! —anuncié teatralmente, levantando los brazos.

El doctor Casselli pareció horrorizado.

—No nos gusta ese término —dijo—. Eres una «colaboradora de investigación».

—Vale, lo que prefieras, doctor Casselli; simplemente estoy contenta de formar parte del estudio. Pero tengo que advertirte de que ya me he comido la ensalada para ratones, con extra de queso.

Sonrió con amabilidad, aunque sospecho que más bien lo que estaba pensando era «Ay madre, justo lo que necesitaba... una sujeto de investigación graciosilla».

El motivo por el que intentaba darle un toque cómico a la situación era que estaba nerviosa. Me parece que muchos pensamos que las pruebas cognitivas son lo mismo que una evaluación de tu propia inteligencia. Esperaba que pusieran a prueba mis conocimientos. «Como me pregunten cuál es el personaje principal de *Guerra y paz* o que diga el nombre de los presidentes en orden... ¡No aprobaré ni de broma!», pensé. Pero no era como *Quién quiere ser millonario* o una partida al Trivial (ni, por suerte, como las pruebas de acceso a la universidad).

De hecho, la primera parte de la prueba neurocognitiva fue más física. El doctor Casselli me hizo quedarme sobre un solo pie, con los ojos cerrados y los brazos levantados, para ver qué tal estaba mi equilibrio. Después me hizo andar poniendo un pie justo delante del otro para evaluar mi forma de caminar. Me hizo seguir sus dedos con la mirada mientras los llevaba de lado a lado y los acercaba y alejaba. Mientras, él se iba fijando en el modo en el que mis ojos observaban sus movimientos.

A partir de entonces pasó a tomar las riendas del examen un neuropsicólogo. Me mostró una serie de formas e imágenes para ver si podía reconocerlas y diferenciarlas. Por ejemplo, me enseñaba un instante un transportador y una regla y me preguntaba si sabía en qué se diferenciaban. En un punto de la prueba me asusté porque no fui capaz de reconocer al instante un yugo, el travesaño que se suele usar con parejas de bueyes. Más adelante pude reírme de la situación con el resto del equipo:

—Venga, eso no es justo —les dije—. ¡Crecí en las afueras de Los Ángeles! ¿Qué voy a saber yo de las cosas que se usan en la granja?

Quedaban muchas pruebas por delante pero, dejando a un lado todas mis bromas, gracias a esos tres días que pasé en el Banner finalmente empecé a sentir que estaba marcando una diferencia. Seguro que no iba a ser algo inmediato (de hecho, el estudio todavía sigue en marcha), pero me permití pensar que había aportado mi granito de arena en la larga campaña para algún día conseguir cambiar el escalofriante pronóstico del alzhéimer: sin prevención, sin tratamiento, sin cura.

Personalmente sentí que había dado un paso para alejarme de la desesperación que me había embargado hasta el momento.

Aun así, mi optimismo no duró demasiado. Cuando volví a casa leí un artículo sobre un nuevo estudio (que no se había hecho en el Banner) donde se sugería que las placas amiloides (un marcador clave del alzhéimer) pueden empezar a formarse hasta veinte años antes de que la enfermedad aparezca.

Hice un cálculo mental rápido. Si la edad de aparición media en alguien con mi riesgo genético era alrededor de los sesentaicinco años, eso significaba que era posible que estuvieran empezándome a crecer estas placas en el interior de mi cabeza. Esa idea me horrorizaba y torturaba. Tuve pesadillas donde pequeñas lesiones agusanaban y devoraban mi cerebro. Cada vez que tenía un pequeño lapso de memoria, imaginaba esas placas destruyendo por completo una parte vital de mi cerebro mientras se iban extendiendo como una enredadera.

Presa del pánico, llamé al doctor Reiman. Le conté lo que había leído.

—Estas placas pueden estar desplegándose por todo mi cerebro en este mismo instante, mientras hablamos —le dije, llorando.

Como psiquiatra certificado (además de todos sus demás títulos), el doctor Reiman tenía, sin duda, experiencia tratando con pacientes desconsolados. Consiguió apaciguarme contándome que esas lesiones, si es que acaso estaban presentes en mi cabeza, no estaban devorándome el cerebro como los gusanos gigantes de una película de horror de los 50. Aun así, se quedó preocupado porque estaba a punto de irse de viaje por Europa durante las siguientes dos semanas.

—Quiero estar seguro de que tienes a alguien a quien llamar mientras estoy fuera por si lo necesitas —me dijo—. Voy a poner a Adam Fleischer en la «guardia de Jamie».

Poco después de esta charla, el 23 de agosto, Doug, su familia y yo estábamos en Newport Beach celebrando mi cumpleaños. Yo intentaba pasármelo bien, pero todavía seguía bastante afectada por todo el asunto. Me sonó el teléfono. Era un número de Phoenix.

—¿Hola?

—Hola, Jamie, soy Adam Fleischer, del Banner. Solo quería llamarte para ver cómo va todo y qué tal estás.

Casi rompo a llorar.

—Muchísimas gracias por llamarme, doctor —respondí—. Seguramente piensas que soy una loca pesada a la que hay que...

—No, no, qué va —me interrumpió—. Aquí eres una persona muy apreciada. También sé que tienes muchas ganas de aprender e implicarte más con todo esto, así que te llamaba por eso.

—¿Otro estudio?

—Bueno, en realidad, otro instituto. Estás en San Diego, ¿verdad? ¿Sabías que la Universidad de California en San Diego tiene uno de los mejores centros de alzhéimer del país? Ya lleva décadas en marcha y está a un tiro de piedra de tu casa.

Me quedé un momento desconcertada ante la idea de que en la Universidad de California en San Diego (UCSD), a menos de una hora en coche desde Ramona, hubiera un instituto así. Para empezar, ¿por qué nadie del estudio genético se había dignado a contarme esto?

—Espero que no te importe —prosiguió Adam—, pero he contactado con una compañera que trabaja ahí y pronto te llamará.

Unas semanas después estaba sentada en el despacho de Mary Sundsmo, directora del programa del Shiley-Marcos Alzheimer's Disease Research Center (ADRC) de la UCSD. A pesar de su largo e imponente nombre, no hubo nada que me resultara pedante en el centro ni en Mary quien, como siempre me gusta decir, me envolvió con sus alas de ángel desde el primer momento en que nos conocimos.

—Jamie —me dijo, abrazándome—. Qué bueno conocerte. Ven, siéntate y charlemos.

En vez de una mesa redonda en una sala de conferencias impersonal, nos sentamos en dos cómodas sillas puestas de frente en su oficina. Nos separaba una pequeña mesita con un jarrón de flores recién cortadas.

Y en aquel entorno tan agradable y alegre hice lo que ella me había invitado a hacer: hablé. Y hablé. Y hablé. Mary escuchó mi historia por completo y lloré mientras le contaba cómo esta situación había afectado por completo a mi vida y lo frágil que me había quedado mentalmente. Le confesé que andaba por ahí con los números 91 % y 4/4 dándome vueltas sin cesar en la mente, mientras imaginaba lesiones hambrientas devorándome el cerebro.

En ese punto asomó la cabeza el doctor Doug Galasko, director médico del centro. Mary nos presentó.

—No sabía que los 4/4 existieran de verdad —dijo ella.

El doctor Galasko sonrió y me señaló con un gesto de la cabeza.

—Pues sí que existen y ahora has conocido a una.

Para entonces yo ya sabía que solo un 2 % de la población cuenta con dos pares de genes ApoE4. En aquel momento me sentí como una famosa por mis genes. La aceptación tremendamente positiva de Mary y sus compañeros en el ADRC, combinada con lo que había experimentado en el Banner, fue lo que hizo que mi situación empezara a cambiar. Ahora era consciente de que tenía aliados en esta lucha por recuperar mi vida y mi cordura, y por encontrar mi propósito.

—Jamie, esta siempre será tu casa —dijo Mary al final de nuestra reunión.

Mientras volvía en coche de vuelta a Ramona, me sentí inspirada. En vez de dedicarme a lamentar mi suerte, quería hacer algo. Un primer paso clave era participar en las investigaciones. Pero también tenía a mi disposición las habilidades ganadas en mi carrera como enfermera y mis años en el sector de *marketing* y como comercial. ¿Acaso no podía ponerlas en práctica para ayudar a mis nuevos amigos en su misión, a toda esta buena gente del Banner y del ADRC que intentaban luchar contra la enfermedad que yo llevaba en el ADN? Yo me sentía bien (de hecho, caminaba mejor de lo que había andado en años), llena de fuerza y lista para pasar a la acción.

Mary fue capaz de ver esto. Empezó a incluirme en cada vez más actividades del ADRC. Yo asistía a conferencias, encuentros y reuniones. Ayudaba a decorar salas para eventos con adornos florales. Incluso me ofrecí a encargarme de meter cartas en sobres. Estaba ahí para lo que Mary necesitara. La doctora también sabía que yo quería aprender, así que me invitaba a asistir como oyente cuando venían académicos de visita para presentar las últimas investigaciones y otros temas relacionados con la EA. Empecé a leer los estudios para intentar no solo comprender mejor mi estado, sino la enfermedad completa en conjunto, además de qué se estaba haciendo para combatirla.

Un día recibí una llamada de la oficina del doctor Reiman, en el Banner. Tenía que hablar conmigo de una cosa.

—Me han dicho que estás colaborando mucho con nuestros amigos del ADRC, ¿no? —me dijo.

Le volví a dar las gracias a él y a Adam por ponerme en contacto con el centro.

—Bueno, Jamie, yo ya sé que te gustaría implicarte más y es posible que haya otra oportunidad para ti.

—Soy todo oídos.

El doctor Reiman me explicó que un productor de la CNN los había llamado. Estaban haciendo un documental sobre las investigaciones más recientes sobre el alzhéimer y querían que él apareciera. Pero también estaban interesados en encontrar a alguien que tuviera un alto riesgo genético.

—Así que te vino a la mente tu 4/4 favorita, ¿a que sí? —le pregunté.

—Pues sí, claro. Pero Jamie, antes de que digas que sí, quiero que te lo pienses muy, muy bien. Eres consciente de que esto significará que tu estado ya no será anónimo, ¿verdad?

Se trataba de una decisión muy seria. Los resultados de las pruebas genéticas pueden afectar a tus posibilidades para poder optar a seguros de vida, discapacidad y cuidados a largo plazo. Y, como mínimo, pueden tener un impacto en los costes de tu seguro actual.

Pero yo quería ayudar al doctor Reiman y al Banner, y quería que mi historia llegara a un público más amplio. Sabía que había otras personas con un trasfondo similar, aunque quizá no tuvieran la misma estructura genética. Tal vez, dando a conocer mi caso, podría transmitirles a estas personas que no están solas.

—Gracias, doctor Reiman —dije—, pero ¿sabes qué? Estoy lista para darme a conocer.

El documental, *Filling the Blanks* [Llenando las lagunas], se emitió en la CNN en enero de 2011 y más adelante ganó un premio.

Me alegró mucho ver las largas entrevistas que le hicieron al doctor Reiman para el proyecto, además de a otros eminentes investigadores cuyos nombres reconocí. Gran parte de la grabación se llevó a cabo en un área remota de Columbia, donde hay un grupo de familias con una mutación genética muy escasa que lleva a una incidencia escalofriantemente alta de aparición temprana de la EA. Para mi segmento vino un equipo a mi casa para grabarme ante mi ordenador y, después, me siguieron en una visita a mi padre, a quien también le habían diagnosticado la EA. Papá puso buena cara ante las cámaras un rato y la verdad es que salió bastante estupendo, con su bigote francés blanco. Aun así, en el segmento se ve que, aunque mi padre me reconoció, no fue capaz de recordar mi nombre.

Mi padre supo disimular bastante bien durante gran parte del día pero, seis meses después de que se emitiera el documental, falleció.

Cuando vi el proyecto terminado quedé conmovida por algunas historias de los demás participantes. Vi que no era la única que había quedado traumatizada por el conocimiento de tener un riesgo genético de sufrir la EA. Vi el sufrimiento de los pacientes y el dolor y valentía de sus cuidadores.

—Tenemos mucho trabajo por hacer —declaré ante las cámaras, hacia el final del documental.

Ahora que cada vez tenía más claro que mi cometido era ser portavoz de esta causa, me volqué en cuerpo y alma en esta lucha a la vez que seguía trabajando en mis propias emociones, complejas y volátiles, sobre mi estado genético.

Unos pocos años después, Mary me invitó a hablar en la celebración del trigésimo aniversario del ADRC. La Universidad de California en San Diego tiene una larga trayectoria bien documentada en investigación del alzhéimer. De hecho, no es una exageración afirmar que muchísimas investigaciones de peso de la EA empezaron aquí. Unas 150 personas se habían reunido en el elegante club de campo local para la ocasión y Mary me pidió que hablara en último lugar para explicar al público lo que significaba para mí el ADRC.

Estaba nerviosa, pero había escrito lo que a mí me pareció un discurso conciso e impactante. Pedí a todas las personas que se pusieran en mis zapatos, destacando la palabra «Imaginen»:

Imaginen cómo debe ser saber que has heredado dos copias de un gen, uno de cada uno de tus padres, que hacen que tengas un riesgo del 91 % de sucumbir a la enfermedad de Alzheimer.

Imaginen el miedo a convertirte en la siguiente carga para una familia que te quiere.

Imaginen lo que es mirar en los ojos vacíos de tu padre y caer en la cuenta de que estás mirando en un espejo que refleja tu propio destino.

Yo no puedo imaginar esto, porque es ya mi realidad. Yo soy esa persona.

Hace unos seis años me enteré de cuál era mi estado genético... Y no me dieron ninguna información ni respaldo para saber qué hacer con esta información.

Tras intentar recorrer este camino sola, sucedió un milagro. Este milagro me proporcionó un lugar donde sentirme segura, un hogar. Un hogar lleno de apoyo y amor, todo envuelto en un enorme abrazo. Este hogar es el centro Shiley-Marcos Alzheimer's Disease Research Center. Y, gracias a su colaboración con otros centros de investigación, pude marcarme uno de los mayores objetivos de mi vida: convertirme en una «rata de laboratorio» para trabajos de investigación. Gracias al centro Shiley-Marcos ADRC, puedo cumplir con lo que yo percibo como mi obligación de encontrarle algún sentido a esta información y marcar una diferencia en la lucha contra esta enfermedad. Gracias al apoyo de personas maravillosas como ustedes, puedo cumplir con este propósito y ayudar a encontrar una cura. Gracias al tremendo apoyo del ADRC, estoy en proceso de encontrar sanación.

Esa noche había una periodista del *Union-Tribune* entre el público. Quedó lo suficientemente impresionada como para llamar a Mary, quien nos puso en contacto. La reportera, Michele Parente, acabó escribiendo una reseña sobre mí. Me pregunté a mí misma cómo me describiría si estuviera escribiendo el titular para el artículo. ¿Una bomba de relojería del alzhéimer? ¿Alguien que había salido del armario genético? ¿Una perdedora en la lotería del 4/4? Por supuesto, no fue esto lo que escribió Michele. El titular fue «Living with a 91 percent chance of Alzheimer's» [Vivir con una posibilidad del 91 % de alzhéimer], pero me sentí muy agradecida por ser la historia en portada, además de por la gran cantidad de correos electrónicos y llamadas que recibí como resultado. Decidí que seguir compartiendo mi experiencia tan sinceramente como me fuera posible podría ser de beneficio para los demás.

Cuando en el Banner me volvieron a pedir que participara en una mesa redonda en Phoenix, acepté encantada. Como siempre, ahí estaba yo, la rarita del 4/4, al lado de un grupo de expertos hablando a un público sin demasiados conocimientos del tema y que probablemente estaban sufriendo de algún modo la EA o estaban alarmados ante la idea de padecerla. Cuando me presentaron, conté mi historia de calamidad genética y la falta de apoyo inicial.

Cuando terminé, el orador que había a mi lado tapó con la mano su micrófono para poder decirme una cosa de forma privada. Yo sabía quién era, un investigador distinguido de la EA.

—Jamie —me dijo—, lo siento muchísimo.

La reacción de este atractivo y moreno hombre me llegó al corazón. No porque él pudiera hacer algo para alterar mi destino genético. Ni porque tuviera algo que ver con el estudio original, el tratamiento que me dieron o la ansiedad que me había causado. Y, aun así, un eminente investigador de alzhéimer, cuyo nombre reconocí de haber leído sus artículos en revistas y libros, quería expresarme su preocupación por mí.

—Muchas gracias, doctor. Es muy amable por tu parte. Te agradezco sus palabras.

Sonrió y prosiguió, en un susurro.

—Nos han presentado al público, pero no creo que nos hayamos conocido oficialmente —me dijo, sonriendo y tendiéndome la mano—. Me llamo Marwan. Marwan Sabbagh.

CAPÍTULO 4

El ABC del ALZ

MARWAN SABBAGH, DOCTOR EN MEDICINA

Quedé muy impresionado por la historia de Jamie. Aunque no era la primera persona que había conocido con el riesgo genético de 4/4, no es una ocurrencia nada usual y admiré su valor y sinceridad a la hora de plantarse ante el público para contar su historia.

Por desgracia, lo que ella experimentó en 2009 sigue siendo relevante una década después. A pesar de los avances en ciencia genética y de la tremenda cantidad de información personalizada que podemos recopilar hoy en día, no parecemos haber avanzado demasiado en términos de cómo comunicamos esta información. Todavía hoy en día puedes limitarte a escupir en un tubo y pagar un poco de dinero para que te «lean tu futuro genético», sin ningún contexto, sin ninguna consulta, sin ningún experto que pueda ayudarte a interpretar los resultados.

Esto es especialmente cierto en el caso de la enfermedad de Alzheimer y su supuestamente desesperanzador diagnóstico. Y esa es mi especialidad.

Me crie en Tucson, Arizona, en una familia de médicos. Y, cuando tenía ocho años, ya sabía que yo también quería serlo. Mi padre me animó y me regaló un ejemplar del libro de medicina *Anatomía de Gray* cuando cumplí los catorce. Cuatro años más tarde, a los dieciocho años, empecé a investigar la enfermedad de Alzheimer. Y, como se suele decir, ya no volví a mirar atrás. Ha sido a lo que he dedicado mi vida. A menudo me preguntan por qué. ¿Por qué esta enfermedad en concreto? Es una buena pregunta. En mi familia no tenemos alzhéimer. Y tampoco parece ser el tipo de especialidad que hubiera podido captar el interés de un joven estudiante de medicina en los 80.

La respuesta es sencilla: me impulsaba el miedo a hacerme mayor. Aunque para muchos la experiencia de envejecer puede ser enriquecedora y maravillosa, la EA parece todo lo opuesto. Para mí es la encarnación de todo lo triste y trágico de hacerse mayor. Los inquietantes recuerdos de Jamie de cuando visitó a su bisabuela no son únicos. Desde luego, está claro que los estándares de cuidado pueden haber cambiado y, en vez de limitarse a quedarse sentados en fétidas habitaciones de geriátricos, los pacientes con la EA a menudo practican habilidades saludables en centros de día para adultos. Aun así, como alguien que ha diagnosticado más casos de alzhéimer de los que puedo recordar y que ha visto sus peores efectos y el modo en que destroza el cuerpo y rompe corazones además de mentes, puedo decirte esto: vale la pena luchar contra la EA. Y me siento orgulloso de haber dedicado mi carrera a esto.

Y ¿sabes qué? Todo el trabajo que tantos hemos hecho, desde el ADRC en San Diego hasta el Banner, pasando por la Cleveland Clinic, parece que empieza a dar sus frutos. Voy a ser muy claro: tras veinticinco años en este campo, he visto muchísimos callejones sin salida y muchas decepciones, cosa que explica el mantra de «no se puede prevenir, no se puede tratar, no se puede curar» que se repite una y otra vez en lo referente a la enfermedad de Alzheimer. Por ejemplo, no ha habido ningún nuevo fármaco aprobado para el alzhéimer desde 2003. ¡Hace más de quince años de eso! Dudo mucho que haya cualquier otra enfermedad importante para la que no haya habido nuevos medicamentos durante tanto tiempo. Es una perspectiva deprimente, desde luego. Hay quien dice que es porque nos fijamos en los objetivos equivocados. Otros consideran que lo tratamos demasiado tarde y otros, que nuestros métodos son erróneos.

Y yo digo que, a pesar de todo esto, el futuro del tratamiento de la EA es brillante. Empiezan a salir a la luz nuevas pruebas de que intervenciones amplias en el estilo de vida pueden suponer toda una diferencia. No solo empiezan a vislumbrarse tratamientos muy prometedores, sino que están lo suficientemente cerca como para que pronto podamos aplicarlos en un entorno clínico. Y creo que, en el futuro próximo, podremos llegar a modificar la etiqueta de «incurable» para la EA.

Cuidado: no he dicho que vaya a haber una cura. Esa es una palabra que crispa a los investigadores. Pero tenemos motivos para creer que, del mismo modo que ha pasado con algunas formas de cáncer, la artritis reumatoide y muchas otras enfermedades anteriormente consideradas imparables, en el futuro próximo es posible que podamos considerar la EA como una enfermedad tratable.

Y esto supondría un cambio tremendo. Pero no es necesario quedarse sentado y esperando a que esto pase. Hay cosas que puedes hacer ahora, igual que Jamie. Las últimas investigaciones son una invitación clara a pasar a la acción: puedes practicar estrategias preventivas, algunas de las cuales explicaremos más adelante. Y puedes empezar hoy mismo. No esperes hasta que tú o alguna de tus personas queridas empiecen a mostrar síntomas. He incluido una lista de los síntomas más adelante en este capítulo.

Para empezar, vamos a fijarnos en el aspecto científico tras la enfermedad que hizo que la vida de Jamie diera un giro tan drástico y que, tristemente, ha destruido las vidas de tantos otros. Ten en cuenta que la situación es cambiante y que hay muchos motivos para ser optimistas en la lucha contra una enfermedad que no sabíamos que existía hasta principios del siglo XX.

INICIOS

En noviembre de 1906, en una reunión de una asociación profesional de psicólogos alemanes, un elegante hombre con bigote que rondaba la cuarentena se levantó para ofrecer una presentación. Pasó a describir un «peculiar y severo proceso degenerativo de la corteza cerebral» que había identificado en una paciente fallecida recientemente.[1]

El presentador no era otro que el doctor Alois Alzheimer y, en el momento en que empezó a estudiar la mente de Auguste Deter (una mujer de cincuentaiún años que había sido ingresada en el sanatorio local de Frankfurt), ya era un eminente psiquiatra y patólogo.

El doctor Alzheimer llevaba siguiendo la progresión de la enfermedad de Deter durante cinco años. Sus síntomas incluían la pérdida de memoria, comportamientos impredecibles y confusión. Tras su muerte, el doctor examinó su cerebro bajo el microscopio y descubrió dos anomalías: ovillos de fibras formados en las neuronas y depósitos de placa que habían emergido entre las células. En su discurso, Alzheimer afirmó que la demencia de la paciente estaba relacionada con estas anomalías.

El doctor acertó en gran parte de su teoría sobre la enfermedad que ahora lleva su nombre. Pero sus descubrimientos, como observó otro escritor sobre la historia de la enfermedad, fueron recibidos sin demasiado entusiasmo. La enfermedad que Alzheimer había identificado quedó relegada a las últimas páginas de los textos médicos ya que se consideró una anomalía, una condición inusual que pocos médicos acabarían viendo.

Una de las figuras clave a la hora de cambiar esta visión sobre el alzhéimer fue uno de mis mentores, el doctor Robert Katzman de la Universidad de California en San Diego, quien observó los cerebros de pacientes con síntomas similares a los de Deter y descubrió que contaban con las mismas características. En 1976 publicó un artículo revolucionario en la revista *Archives of Neurology* titulado «The Prevalence and Malignancy of Alzheimer's Disease» [Prevalencia y malignidad de la enfermedad de

Alzheimer]. En esencia, su escrito decía que muchos de los pacientes (o todos) que habían sido clasificados como «seniles» por parte de la comunidad médica en realidad sufrían la misma extraña enfermedad que el psiquiatra alemán había identificado setenta años antes.[2]

Repentinamente esta enfermedad pasó de ser muy inusual a demasiado común. Según el *The New York Times*, antes de la publicación de su artículo, se habían publicado menos de 150 artículos científicos sobre la enfermedad. Desde 1976 hasta la muerte del doctor Katzman en 2008, se publicaron 45.000 artículos. En su necrológica, el *Times* lo alabó por haber redefinido la enfermedad como un problema grave de salud pública.[3]

Y, en lo referente a Alois Alzheimer, su nombre pasó a ser sinónimo de un fin de la existencia que muchos perciben como peor que la muerte.

¿QUÉ ES LA ENFERMEDAD DE ALZHEIMER?

Si bien pocos estaban escuchando el discurso del doctor Alzheimer en 1906, hoy en día la enfermedad que lleva su nombre suscita un enorme interés. Lo puedo percibir en mis propias presentaciones. Como especialista en demencia y enfermedad de Alzheimer, a menudo doy conferencias por todo el país para colegas médicos y estudiantes que están trabajando en el desarrollo de tratamientos, además de para personas interesadas en las investigaciones más recientes. Normalmente la persona media quiere saber tres cosas:

1. ¿Voy a tener alzhéimer?
2. ¿Qué riesgo tengo de sufrir la EA?
3. ¿Qué puedo hacer al respecto?

A mí me gustaría añadir una cuarta pregunta que el público general no hace tanto como debería:

4. Exactamente, ¿qué es la enfermedad de Alzheimer?

Creo que es importante comprender qué es esta enfermedad. Y es igualmente importante reconocer qué no es.

Dicho de un modo simple, la enfermedad de Alzheimer es una enfermedad degenerativa que afecta a las funciones cognitivas en muchas áreas del cerebro. Está caracterizada por una pérdida de memoria gradual, un deterioro en la capacidad de realizar tareas rutinarias, desorientación, dificultades de aprendizaje, pérdida de habilidades lingüísticas, pérdida de raciocinio y cambios de personalidad.

A medida que aumentan los casos de la EA, he oído a personas en mi consulta decirme que tienen entendido que es una enfermedad inevitable y que todos vamos a acabar sufriendo de alzhéimer tarde o temprano. ¿No?

Pues no. Aunque la EA es una enfermedad que se da con más frecuencia a medida que envejecemos (una de cada diez personas a partir de los sesentaicinco sufre la demencia asociada con la enfermedad de Alzheimer), no se trata de una parte inevitable de la vejez. Lo que sí que sabemos es que, a mayor edad, más riesgo hay de desarrollarla. Específicamente, a los sesentaicinco el riesgo es de uno entre veinte (o sea, del 5 %) y, para los ochentaicinco, este riesgo pasa a ser de uno entre tres (o sea, del 33 %).

Algunos dirán que el aumento de la EA es un efecto secundario de nuestros avances en medicina en otras áreas que nos han permitido vivir más tiempo y de una forma más sana. E incluso hay quien dice que se trata del precio de vivir más tiempo.

Puede que esto sea verdad pero, en tal caso, las personas afectadas están pagando este precio de una forma espantosa.

El doctor Katzman describió correctamente la enfermedad en su artículo de 1976. La prevalencia o incidencia de la EA hoy en día es abrumadora. Según la Alzheimer's Association, se estima que a 5,5 millones de estadounidenses se les diagnosticó demencia de Alzheimer en 2017 y que aproximadamente doscientas mil personas de menos de sesentaicinco años sufren lo que se denomina alzhéimer de inicio precoz.[4]

Se trata de una enfermedad temible, en gran parte debido a su proceso devastador, que puede empezar con olvidos benignos que pronostican una terrible progresión que termina por arrasar la mente por completo, del mismo modo que el cuerpo. La imagen de la EA es inolvidable y queda grabada a fuego, como bien puede atestiguar Jamie. No ha podido olvidar el recuerdo de su bisabuela, décadas después. Dada la estructura genética de su familia, es muy probable que sufriera alzhéimer. Pero por aquel entonces seguramente supusieron que la abuelita Neva estaba simplemente «senil» y que su estado, simplemente, formaba parte del proceso de hacerse mayor.

Hoy en día tenemos más información. Pero lo que muchas personas siguen confundiendo es la distinción entre la enfermedad de Alzheimer y la demencia. A menudo ambos términos se usan de forma indistinta, pero no son equivalentes.

La demencia es un término general que abarca la pérdida de funciones cognitivas (como el razonamiento y la memoria) de una forma lo suficientemente severa como para interferir con la vida diaria. El alzhéimer es un tipo de demencia del mismo modo que el cáncer de pecho se engloba dentro de la categoría de cáncer.

Y, al igual que hay varias formas de cáncer, hay varios tipos de demencia. La más prevalente es la asociada con el alzhéimer, pero hay muchas otras, como la demencia con cuerpos de Lewy (que es la que se cree que sufría el cómico y actor Robin Williams) y la demencia frontotemporal (también conocida como enfermedad de Pick). La demencia también puede ser causada por una serie de apoplejías, por abuso de drogas y alcohol, por traumatismo craneoencefálico (ya sea por una única lesión o por múltiples golpes), por hidrocefalia normotensiva (que se describe comúnmente como «agua en el cerebro»), por trastornos tiroideos, por deficiencia de vitamina B12 y, además, por el sida y por la enfermedad no tan conocida de Creutzfeldt-Jakob (que viene a ser como la enfermedad de las vacas locas para los humanos). Las personas que sufren la enfermedad de Parkinson a menudo también desarrollan demencia.[5]

Del mismo modo que los términos «demencia» y «enfermedad de Alzheimer» no se deberían usar de forma equivalente, creo que también es importante reconocer que «enfermedad de Alzheimer» es, en sí, un término amplio. Creo que muchas personas creen que esta enfermedad es sinónima con los inquietantes comportamientos a menudo asociados con las personas que sufren sus etapas tardías. Pero es importante recordar que la enfermedad de Alzheimer es una enfermedad que sigue un proceso que dura décadas y que implica tanto cambios biológicos (como la formación de placas amiloides) y manifestaciones clínicas (la más conocida, la pérdida de memoria crónica).

Los científicos no están completamente seguros de por qué empiezan los cambios que caracterizan a la EA, pero están seguros de que esos ovillos y placas que el doctor Alois Alzheimer identificó bajo el microscopio hace más de cien años son la marca característica de la enfermedad que lleva su nombre.

¿Y qué son estas anomalías que suenan tan peculiares? Las placas son depósitos anormales de fragmentos de proteínas químicamente «pegajosas» llamadas beta-amiloide que se acumulan entre las neuronas. En un cerebro sano, estos fragmentos se descomponen y eliminan. Pero, en la EA, las placas de amiloide son agregados insolubles que se acumulan en el cerebro e interfieren con el funcionamiento mental. Los ovillos están formados principalmente por una proteína llamada tau que se acumula dentro de las neuronas cerebrales, lo que causa una disfunción extrema y, finalmente, lleva a la muerte de la célula.

Aunque el doctor Alzheimer dedujo correctamente estos elementos básicos, los cambios cerebrales en un paciente con alzhéimer no se comprendieron por completo hasta 1980, cuando el doctor George Glenner, sus compañeros de la Universidad de California en San Diego y el doctor Wong establecieron que la placa amiloide o el péptido beta-amiloide era la causa principal de la EA. Este descubrimiento y otros a nivel molecular, genético y patológico se han ido produciendo en las últimas dos décadas, cosa que ha mejorado nuestro conocimiento de la enfermedad y nuestras investigaciones en tratamientos e, incluso, en prevención.[6]

Tras una sucesión de descubrimientos se llegó a la conclusión de que la proteína amiloide provenía de una molécula progenitora conocida como proteína precursora amiloidea. No nos adentraremos demasiado en enredos de bioquímica, pero la proteína amiloide es un catalizador inicial que desencadena una serie de sucesos que llevan a la demencia, incluyendo la disfunción de la sinapsis y más depósitos de placa, por no mencionar la atrofia de partes clave del cerebro, como el hipocampo y el córtex. Averiguar por qué en algunos individuos se produce un exceso de amiloide o este no se elimina (es decir, que no desaparece al ritmo normal esperado) podría ser un paso vital en nuestra comprensión de la EA.

Otro hallazgo fue descubrir que todas las personas con síndrome de Down (un trastorno surgido por un defecto cromosómico que causa deficiencia intelectual y anomalías físicas) desarrollan la EA a lo largo de sus vidas, especialmente si superan los cuarenta años. El siguiente gran avance fue la capacidad de los científicos de utilizar ratones modificados genéticamente con mutaciones, lo que los llevó a desarrollar la enfermedad de Alzheimer y la producción de proteína amiloide (A-beta) en el cerebro de los ratones. Desde entonces, hay una línea de investigación entera centrada en el modo en que el cerebro produce y procesa el amiloide, que son las causas principales de sucesos tóxicos y daños celulares que acaban por destruir el cerebro.

PROGRESIÓN DE LA EA

Anteriormente he hablado sobre el optimismo que estamos experimentando en la comunidad de investigadores sobre la prevención y el tratamiento de la EA. Aun así, la descripción de la progresión de esta enfermedad es bastante desalentadora. Y quizá no es fácil de leer, especialmente si alguna de tus personas queridas empieza a mostrar síntomas de la EA. Pero, para determinar cuáles son las mejores opciones de tratamiento y, según mi parecer, para enfrentarse mejor a la enfermedad, es importante comprender su funcionamiento y el curso que suele tener la EA. A continuación hay un resumen de las fases que siguen los pacientes con alzhéimer a medida que pasan de una ligera afección hasta llegar a la demencia avanzada.

Estadios clínicos comunes de la demencia debidos a la enfermedad de Alzheimer	
Tabla 1: Estadio leve	
Los síntomas comúnmente presentes en esta etapa a menudo se confunden con las características de la vejez.	
Memoria	*Dificultad para recordar información nueva:* El paciente experimenta pérdida de memoria a corto plazo, olvida rápidamente nuevos datos y ocurrencias, y a menudo se repite. Se conservan la memoria a largo plazo y los recuerdos del pasado lejano. Los olvidos ocasionales y poco importantes no suponen motivo de alarma. Parafraseo lo que suele repetir mi compañero de la Rush University, el doctor Robert Wilson: «El problema no es cuando olvidas dónde has dejado las llaves, sino cuando no te acuerdas de dónde está tu casa».
Idioma	*Afasia anómica (problemas con el nombre de los objetos):* Tiene problemas a la hora de recordar palabras y nombres, incluso aquellos bien conocidos como los de sus familiares, hasta un punto bastante más acentuado que aquellos que experimentan pérdidas de memoria normales relacionadas con la edad. *Pérdida leve de fluencia:* Habla menos con el tiempo.

Área visoespacial	*Pérdida de objetos:* Pierde con frecuencia las llaves, las gafas y otros objetos. *Problemas de conducción:* Tiene dificultades de percepción y toma malas decisiones al conducir.
Área conductual	*Depresión:* Suele mostrarse retraído y empieza a deprimirse. A menudo, los síntomas tempranos del alzhéimer se confunden con la depresión. Pero, cuando se trata la depresión, las dificultades cognitivas no desaparecen. *Ansiedad:* Las personas con alzhéimer a menudo sufren de mucha ansiedad y puede que esto esté relacionado con su pérdida de memoria a corto plazo. Por este motivo, suelen sentirse inseguras en situaciones que no forman parte de su rutina regular.

Table 2: Estadio moderado
También se conoce como «alzhéimer moderado». Los síntomas de la etapa moderada se hacen evidentes a medida que la EA progresa. A menudo es aquí cuando los familiares buscan atención médica. Las personas que sufren de la enfermedad de Alzheimer pasan a recibir cuidados a largo plazo por tres motivos principales: problemas de comportamiento, caídas y pérdidas de funciones corporales como la incontinencia.

Memoria	*Memoria remota:* El enfermo confunde cosas que han sucedido en el pasado o en el presente.
Idioma	*Afasia no fluente:* El enfermo pierde la capacidad de producir lenguaje. *Comprensión pobre:* El enfermo pierde la capacidad de comprender o seguir conversaciones o instrucciones con el tiempo.
Área visoespacial	*Desorientación:* Puede que el enfermo se pierda, incluso en tiendas o lugares donde ha estado muchas otras veces, incluyendo su propio vecindario.
Área conductual	*Delirios:* El enfermo cree que han sucedido cosas que no han pasado. Esto resulta extremadamente preocupante para los familiares. Algunos ejemplos pueden ser pensar que algo ha sido robado cuando simplemente se ha perdido.

	Depresión: El enfermo pierde interés en cosas que anteriormente disfrutaba. *Agitación:* El enfermo tiene explosiones verbales o amenaza físicamente por incidentes o peticiones aparentemente irrelevantes, como un baño o una comida. *Sueño:* El enfermo experimenta alteraciones del sueño que pueden estar causadas por la pérdida de la regulación interna del sueño o del impulso de dormir, por el uso excesivo de medicación, por trastornos respiratorios del sueño, por la depresión o por el reposo en cama crónico. Otra alteración del sueño puede ser deambular por la noche.
Área neurológica	*Reflejo de prensión:* Cuando se le coloca algo en la mano, el enfermo cierra automáticamente los dedos de un modo similar al de los recién nacidos. También frunce los labios en anticipación a la comida, fenómeno que los neurólogos también conocen como «reflejo de hozamiento». *Síntomas parecidos a los de la enfermedad de Parkinson:* Los movimientos del enfermo son lentos y rígidos y aparece lo que se denomina trastorno no específico de la marcha, que es caminar más lentamente de lo usual o de un modo que requiere ayuda.

Table 3: Estadio avanzado	
Para cuando llegan a este estadio, todas o casi todas las personas con alzhéimer ya reciben cuidados a largo plazo.	
Memoria	*Memoria a largo y corto plazo afectada de forma grave:* Puede que el enfermo ya no reconozca a sus seres queridos o que no recuerde largos periodos de su vida.
Idioma	*Afasia:* Puede que el enfermo pierda la capacidad de hablar hasta el punto en que su discurso sea casi completamente ininteligible.
Área conductual	*Agitación:* El enfermo se siente agitado fácilmente. Esto puede incluir la agresión física hacia los cuidadores, además de una resistencia hacia actividades básicas como bañarse y ducharse o vestirse.

	Deambulación: El enfermo tiende a deambular por su casa o vecindario, o incluso camina grandes distancias cuando se le deja sin supervisión. *Pérdida de percepción:* Niega tener una deficiencia. Esto puede resultar preocupante para las familias, especialmente cuando intentan señalar un problema de memoria o un error de juicio.
Área neurológica	*Incontinencia:* Pérdida del control de los esfínteres. *Síntomas de liberación frontal:* Cuando se le coloca algo en la mano, el enfermo cierra automáticamente los dedos; frunce los labios en anticipación a la comida. *Rigidez:* Los movimientos del enfermo son cada vez más lentos y rígidos. *Pérdida de capacidad de andar:* El enfermo no puede andar y, al final de su vida, no puede sentarse o mantenerse erguido por sí solo.

Sí, se trata de una progresión triste. Y este deterioro lento pero inexorable de la mente y el cuerpo es el motivo por el que se dice que esta es una enfermedad debilitante y progresiva. Pero en capítulos futuros hablaremos de lo que puedes hacer para alterar o, al menos, gestionar mejor esta lúgubre perspectiva, para ti o para tus seres queridos.

CAPÍTULO 5

El rompecabezas genético de la EA

MARWAN SABBAGH, DOCTOR EN MEDICINA

En el capítulo anterior he mencionado algunas de las preguntas más frecuentes que me hacen mis pacientes o las personas que asisten a mis charlas sobre el alzhéimer. Las personas adultas que han visto a sus padres sufrir la enfermedad y a las que les aterra la posibilidad de que ellos o sus hijos la hereden a menudo tienen dos dudas más que ansían preguntarme:

1. ¿Debería saber qué riesgo tengo de sufrir alzhéimer?
2. *¿Quiero* saber qué riesgo tengo de sufrir alzhéimer?

No hace mucho habría sido muy difícil evaluar este tipo de riesgo. La ciencia genética avanzó enormemente con el lanzamiento del Proyecto Genoma Humano, donde los investigadores secuenciaron los 25.000 genes del genoma humano.[1] Este avance en este campo produjo una enorme cantidad de datos recopilados sobre el ADN que ahora son utilísimos para muchas personas. Las pruebas genéticas de hoy día nos permiten observar indicios del ADN que hemos heredado de nuestras familias: lo bueno, lo malo y lo aterrador. Estas pruebas se han diseñado para poder encontrar genes hereditarios y ocultos en nuestro ADN. Los investigadores pueden descubrir si hay defectos en nuestros materiales genéticos que pueden producir un problema de salud. En algunos casos, estas enfermedades pueden aparecer de inmediato pero, en otros, puede que se manifiesten más adelante.

En lo referente a la EA, la pregunta de si es o no buena idea conocer cuál es tu riesgo de sufrirla adquiere una nueva dimensión tras conocer la historia de Jamie. Déjame contarte otra. Una mujer de treintaipocos años que vino a verme acompañada por su marido parecía demasiado joven como para tener un problema de memoria.

—Usted cuidó de mi padre cuando sufrió alzhéimer. Ahora me he casado y queremos empezar una familia. Quiero saber si puedo pasarles esa enfermedad a mis hijos —me dijo.

Saqué el historial de su padre y vi que, tras su fallecimiento, su cuerpo había sido donado al programa de donantes de cuerpo y cerebro del Banner Sun Health Research Institute, donde yo era director de investigación y, como ya habrás leído, donde Jamie ha participado en estudios. Tras consultar el informe de la autopsia y los análisis genéticos, descubrí que el padre de la joven *no* tenía ninguna de las mutaciones conocidas de la EA.

Tras darle esta noticia, la mujer y su marido empezaron a llorar y a darme las gracias tras saber que las perspectivas de sus futuros hijos eran mejores. Su reacción fue un recordatorio del terror que le tenemos a esta enfermedad, no solo por nosotros mismos o por nuestros padres, sino por nuestros propios hijos.

Por supuesto, no todo el mundo recibirá un informe tan positivo como aquella mujer. Pero el simple hecho de haber añadido la genética a nuestras herramientas de diagnóstico es un cambio tremendo, algo que no solo el doctor Alois Alzheimer sino que algunos de los investigadores pioneros más recientes de la EA no podrían siquiera haber imaginado. En las últimas dos décadas hemos podido evaluar los riesgos genéticos de todo tipo de enfermedades y, en particular, de la enfermedad de Alzheimer. Ya no nos guiamos únicamente por los ovillos y las placas para diagnosticar la enfermedad o su estadio: ahora también miramos los genes y los cromosomas para ayudarnos a predecir (o, al menos, evaluar) el riesgo de sufrir la EA.

La genética, como probablemente ya sabrás, es uno de los campos más en boga de la medicina. Pocas veces pasa una semana sin que haya algún nuevo estudio o descubrimiento en los titulares surgido de nuestra comprensión en constante evolución de cómo las características hereditarias nos conforman como individuos.

Así que, del mismo modo que hemos visto el ABC del alzhéimer en el capítulo anterior, quizá ahora sería útil ver los aspectos básicos de la genética.

Casi todas las células humanas contienen unos «planos básicos» con instrucciones, casi casi como la descripción de un puesto de trabajo. Estos planos son nuestro ADN (o ácido desoxirribonucleico), que contiene proteínas comprimidas en estructuras compactas llamadas «cromosomas». Cada cromosoma se divide en varios miles de segmentos denominados «genes».

Todos heredamos dos copias de cada gen de nuestros padres (los genes del padre y la madre, por llamarlos de algún modo). La única excepción son los cromosomas X e Y que, entre otras funciones, determinan nuestro género. Los genes también están implicados en casi todos los aspectos de formación, funcionamiento y reparación de las células. Incluso cambios mínimos en nuestros genes pueden hacer que el riesgo de desarrollar una enfermedad en particular aumente o disminuya.

El código genético que hay tras un rasgo se conoce como el «genotipo». Se refiere al conjunto completo de genes que hay en una célula, un organismo o un individuo. El gen de una característica física concreta puede existir en dos alelos. Un alelo es un juego de genes que determina rasgos físicos como el color de los ojos, la piel o el pelo. Cuando un alelo dominante se empareja con un alelo recesivo, el dominante determina la característica.

Y aquí es donde los mitos y las ideas equivocadas sobre la genética pueden hacer que las personas (y sus doctores) enloquezcan. He tenido pacientes en mi oficina que están convencidos de que sufrirán la EA porque uno de sus progenitores la ha tenido y el paciente se parece más a ese progenitor.

Independientemente de a quién te parezcas más, la verdad es que todos somos una mezcla de nuestro padre y nuestra madre. Cada progenitor aporta la mitad de su inventario de genes personal a cada niño. Una copia de cada gen se transmite a través del esperma y la otra copia, a través del óvulo. Así que, con cada embarazo, hay un 50 % de posibilidades de que el gen mutante se transmita del padre que tiene ese gen. Los parecidos físicos, como el color del pelo o el tipo de piel, se solían interpretar como señal de que dos personas compartían los mismos genes para otros rasgos, incluida la posibilidad de sufrir alzhéimer. Aun así, ese no es el caso: todos los rasgos se heredan de forma independiente. Tener el pelo rojo como tu madre no implica que también hayas heredado su posibilidad de sufrir demencia.

El aspecto físico no es algo que me preocupe. Para aquellos que estudiamos y tratamos la EA, el aspecto genético que nos hace saltar las alarmas es la presencia del gen ApoE4 (o apolipoproteína E4). Cuando se descubrió este gen en 1993, los investigadores vieron que los portadores de este gen tenían un mayor riesgo de desarrollar la EA a lo largo de su vida. Y, como has leído ya, heredar dos de estos genes como en el caso de Jamie (de aquí la etiqueta de «4/4») hace que el riesgo de desarrollar alzhéimer a lo largo de la vida se sitúe alrededor del 91 %.

Pero antes de vayamos corriendo a etiquetar este gen como enemigo público número uno, hay que decir que, del mismo modo que se dice que las grasas pueden ser buenas y malas, el gen ApoE genérico juega un papel importante y beneficioso en la fisiología humana.

Aquí nos hará falta algo de bioquímica. El gen ApoE forma parte de una clase de proteínas concretas llamadas apolipoproteínas. Estas proteínas tienen la tarea específica de capturar grasas y otras proteínas, retirarlas del tracto digestivo y transportarlas al hígado. Por lo tanto, el ApoE ayuda a regular nuestro metabolismo de los lípidos (o grasas), cosa que, en general, es una función buena y sana.

Hemos mencionado los distintos subtipos de genes llamados alelos. En el caso del gen ApoE, aquí se incluyen los genes Apo2, 3 y 4. Cada persona recibe un gen de cada uno de sus padres, así que podrías ser ApoE 2/2, 2/3, 3/3 y así sucesivamente.

Uno de estos subtipos, el ApoE4, es un factor de riesgo importante a la hora de desarrollar la EA. Por lo tanto, como concluyó un investigador, «es razonable asumir que hay lípidos como el colesterol implicados» en el desarrollo de la EA. De hecho, hasta un 60 % de las personas con aparición tardía de alzhéimer son portadores del ApoE4. Las personas que acaban por desarrollar alzhéimer tienen más tendencia a tener un alelo ApoE4 que las que no sufren la enfermedad. Docenas de estudios han confirmado que la presencia del alelo ApoE4 aumenta el riesgo de desarrollar un deterioro cognitivo relacionado con la edad y la enfermedad de Alzheimer pero, de nuevo, los científicos no entienden por qué pasa eso. Lo que sí sabemos, aun así, es que cuando las lipoproteínas ApoE4 se enlazan con los receptores de la superficie de la célula para proporcionar lípidos, esto causa que las conexiones entre las neuronas se disuelvan en el mismo tipo de degeneración que vemos en los casos de EA.

También vale la pena destacar que las variantes del gen ApoE se han estudiado exhaustivamente como posibles factores de riesgo para distintas condiciones, incluyendo las enfermedades cardiovasculares. Las personas que tienen al menos una copia del alelo ApoE4 tienen más posibilidades de desarrollar aterosclerosis, una acumulación de los depósitos de grasas y de tejido cicatricial en el recubrimiento de las arterias. Este estrechamiento progresivo de las arterias puede llevar a un ataque de corazón o a una apoplejía.

Aunque todo esto pueda sonar muy complejo, forma parte de lo que resulta fascinante de la genética y del papel esencial que juega para los investigadores que, como yo, intentamos descifrar por completo la EA. El gen ApoE es necesario para una buena salud. Pero si le añadimos un «4», se convierte en un posible riesgo de salud. Si lo duplicamos para tener dos genes ApoE4, estaremos hablando de un riesgo de sufrir la EA del 91 %.

Aun así, hay un lado positivo, tanto para Jamie como para todas las personas que tengan uno o dos de estos genes. No todas las personas con la enfermedad de Alzheimer tienen el alelo ApoE4, y no todas las personas que tienen este alelo desarrollarán esta enfermedad. Algunas personas con uno o dos alelos ApoE4 nunca llegan a tener la enfermedad y, por otro lado, otras que sí la desarrollan no tienen ningún alelo ApoE4. Es decir, en este aspecto no podemos hablar de absolutos.

Todo esto nos lleva de vuelta a la pregunta: ¿tengo que hacerme una prueba para conocer mi riesgo de sufrir EA? En el próximo capítulo debatiremos los pros y los contras de esta complicada decisión. Pero déjame terminar aquí con algunas palabras de ánimo, palabras como las que le dije a Jamie cuando nos conocimos.

Si tú o algún miembro de tu familia corren el riesgo de sufrir esta enfermedad o se les ha diagnosticado, nuestro objetivo aquí es ayudarles a hacerse una idea general de lo que tienen por delante y a animarlos a empezar a hacer los planes necesarios. Aunque a veces pueda parecer que se trata de un recorrido donde no hay otra cosa que desesperación, ten en mente esta famosa frase de Desmond Tutu, clérigo surafricano y ganador del Premio Nobel de la Paz: «La esperanza es ser capaz de ver que hay luz a pesar de toda la oscuridad». Encontrar un método de prevención y/o de tratamiento para esta horrible enfermedad es cuestión de tiempo. Y, gracias en gran parte a lo que estamos aprendiendo de la genética, creo que ese momento llegará más bien pronto.

Realmente podemos ver esa luz en los nuevos y espectaculares medicamentos e intervenciones que detallaré más adelante en este libro; todos ellos listos para ayudarnos a trazar un nuevo paradigma de tratamiento de la EA. Y, hasta que eso pase (y como le dije a Jamie el día en que la conocí)... ¡ten fe! Ella lo ha hecho, incluso bajo circunstancias muy duras, y estoy convencido de que tú también lo harás.

CAPÍTULO 6

¿Me hago la prueba o no?

MARWAN SABBAGH, DOCTOR EN MEDICINA

Aunque las pruebas genéticas puedan parecer algo complejo, el procedimiento en sí es bastante sencillo. Se recoge ADN de la saliva, de la sangre o de un frotis de la mejilla. Después un laboratorio analiza el número, la distribución y las características de los cromosomas en la secuencia de ADN e identifica genes mutados y anormales además de marcadores de enfermedades hereditarias (entre las que se incluye el alzhéimer).[1]

Los resultados de estas pruebas pueden usarse para ayudar a diagnosticar enfermedades como la EA, identificar mutaciones de genes que son la causa de una enfermedad diagnosticada, determinar la gravedad de una afección, identificar cambios genéticos que pueden aumentar el riesgo y la probabilidad de desarrollar la enfermedad y, finalmente, dar información a los médicos para recetar la mejor medicación o el mejor tratamiento disponibles. Estas pruebas también permiten identificar cambios de genes que podrían transmitirse a un hijo, evaluar a bebés recién nacidos para ver si sufren ciertas condiciones tratables y saber cuáles son los antepasados de alguien.

Claramente, todas estas fascinantes y útiles herramientas han abierto nuevas fronteras para la medicina. Pero, como nos recuerda la experiencia de Jamie, estas pruebas también pueden ser problemáticas. El motivo por el que ella decidió hacer una prueba genética era para determinar si tenía o no esclerosis múltiple, que era una de las enfermedades que se examinaban en el estudio en el que aceptó participar. En vez de eso, ella descubrió que tenía dos pares de genes ApoE4, el mismo del que hemos hablado en el capítulo anterior, lo que sugiere una probabilidad muy alta de que acabe desarrollando la EA.

Por supuesto, no es algo inevitable y, además, hay otros factores que podrían influir en su futuro. Pero ella, sentada en el despacho de su casa, leyendo los resultados en una simple hoja impresa, no sabía todo esto. Lo único que vio fue que tenía una posibilidad del 91 % de padecer alzhéimer. ¡Nadie debería recibir esta información de este modo, especialmente si otras personas de su familia ya han sufrido alzhéimer!

Imagínate que en tu familia hay antecedentes de cáncer de mama. A ningún oncólogo se le pasaría por la cabeza hacer una prueba de BRCA (para identificar el gen de cáncer de mama) sin decirte que solicites asesoramiento genético o sin explicarte la importancia de la prueba. Incluso es posible que desde la consulta del doctor programen una visita con el asesor. Con Jamie debería haber pasado lo mismo.

¿QUÉ BUSCAN LOS DOCTORES EN LAS PRUEBAS GENÉTICAS?

Heredar una enfermedad, una condición o un rasgo depende del tipo de cromosoma afectado, además del hecho de que el rasgo sea dominante o recesivo. Otra cosa que los médicos buscan es una predisposición genética (a veces denominada «susceptibilidad genética»), que es una probabilidad superior de desarrollar una enfermedad particular a partir de tu constitución genética. Una predisposición genética se produce a partir de las distintas variaciones genéticas que, a menudo, se heredan de uno de los progenitores. Esto incluye lo que se denomina como «enfermedad dominante autosómica», que es una de las distintas formas en las que un rasgo o desorden puede transmitirse («heredarse») en las familias. Un ejemplo de una enfermedad dominante autosómica puede ser la enfermedad de Huntington (EH), una condición en la que las neuronas de ciertas partes del cerebro se degeneran o se consumen.[2] En una enfermedad dominante autosómica como la EH, si heredas uno solo de los genes anormales de solo uno de los padres, cuentas con una posibilidad del 100 % de sufrir la enfermedad.[3] A menudo, uno de los padres tiene también la enfermedad. En otras palabras, si tienes un gen dominante autosómico, es prácticamente seguro que sufrirás la enfermedad y, si no lo tienes, es prácticamente seguro que no la sufrirás.

El gen ApoE4 no es un gen dominante autosómico, así que no hay absolutos al calcular el riesgo de sufrir la EA pero, en cualquier caso, si decides hacerte la prueba, es altamente recomendable contar con un asesor genético. Si por aquel entonces hubiera conocido a Jamie, le habría aconsejado no participar en el estudio si los resultados no venían acompañados de asesoramiento genético.

Además, los genes son hereditarios, así que un familiar de primer grado (madre, padre, hermana, hermano) puede duplicar o incluso triplicar el riesgo de una persona de desarrollar la EA (aunque, debo añadir rápidamente, no en todos los casos).[4]

¿DEBERÍA HACERME LA PRUEBA?

Cuando una prueba genética revela información sobre un individuo, hay una posibilidad de que otras personas en la misma familia tengan el mismo gen. En otras palabras, la prueba genética de una persona puede ser, en realidad, la prueba de toda una familia. Dado que alguien que ha recibido nuevas inquietantes sobre sus genes puede sentirse obligado a contárselo a otros miembros de su familia, esto puede producir resentimiento entre los familiares y puede que acaben echándole la culpa a la persona que ha transmitido el gen defectuoso. Como todos los genotipos ApoE4 son hereditarios, antes de empezar a mirar en tu árbol genealógico, ten presente que puede que tú seas portador.

En cualquier caso, creo que si alguien tiene síntomas de pérdida de memoria y deterioro cognitivo, tienen que ser el paciente y su doctor quienes decidan si este debe hacerse o no la prueba. Decidas lo que decidas, hablar con un genetista o con un asesor genético de antemano puede ayudarte a evaluar los pros y los contras de hacerte la prueba de la EA. Los asesores genéticos hablan con los individuos y sus familias sobre los factores científicos, emocionales y éticos asociados con la decisión de hacerse una prueba genética y, si finalmente la persona decide hacérsela, cuáles son las mejores formas gestionar los resultados.

LA IGNORANCIA DA LA FELICIDAD... ¿O NO?

En el capítulo anterior he comentado que una de las preguntas más frecuentes que me hacen los pacientes es «¿Debería siquiera *querer* saber cuál es mi estado genético?». Hay quien decide que no quiere saberlo. Es una postura completamente comprensible. Pero también hay que tener presente lo siguiente: un estudio reciente de la Universidad de California en Los Ángeles demostró que aproximadamente 47 millones de estadounidenses, a pesar de no manifestar síntomas, cuentan con una patología de la EA o tienen la EA de estadio 1 presintomática. Conocer si tienes o no el ApoE4 puede ayudar a los doctores a determinar la probabilidad de desarrollar la EA si tú o una de tus personas queridas muestran lo que denominamos «síntomas clínicos de deterioro cognitivo leve o pre-demencia», lo que implica que la pérdida de memoria es perceptible pero no tan severa que afecta a la vida diaria (que sí que sería el caso para las personas con demencia).

Conocer tu estado genético puede ser un gran incentivo para llevar a cabo algunas de las modificaciones del estilo de vida que sabemos que pueden ayudar a retrasar el desarrollo de la EA. También puede animarte a empezar a vivir la vida al máximo en vez de complicarte con pequeños problemas, o a empezar a hacer los planes adecuados para el futuro, como contratar un seguro de cuidados a largo plazo antes de hacerte las pruebas.

También hay otras cosas que puede que quieras tener en mente además de plantearte una prueba genética. Para empezar, si cuentas con un deterioro cognitivo leve y eres portador del gen ApoE4, la probabilidad de sufrir demencia es tres veces superior cada año que si no tienes el gen ApoE4. En segundo lugar, y cosa que resulta más preocupante, si eres portador del gen ApoE4 con síntomas de demencia progresiva, la probabilidad de que tengas las características patológicas del alzhéimer (las placas, los ovillos y el encogimiento de ciertas partes del cerebro) aumenta hasta el 97 %. Como doctor, conocer estas probabilidades me hace sentir más seguro de cuál es el diagnóstico, cosa que me permite proceder con el tratamiento adecuado.[5]

SABER O NO SABER: ESTUDIOS CONTRADICTORIOS SOBRE EL IMPACTO

En 2009, la revista *New England Journal of Medicine* publicó un artículo de los investigadores implicados en un estudio de educación y evaluación del riesgo de alzhéimer (Risk Evaluation and Education for Alzheimer's o REVEAL, por sus siglas en inglés) donde demostraban que, esencialmente, los hijos adultos de pacientes con alzhéimer eran capaces de despreocuparse ante la presencia del gen ApoE en su constitución. «Revelar resultados de genotipo de *ApoE* a hijos adultos de pacientes con enfermedad de Alzheimer no ha resultado en riesgos psicológicos significativos a corto plazo», concluyó el estudio de 2009. «La angustia relacionada con la prueba fue inferior entre aquellos que averiguaron que sus resultados eran negativos para ApoE. Las personas con altos niveles de angustia emocional antes de someterse a pruebas genéticas tuvieron una mayor tendencia a mostrar dificultades emocionales tras averiguar sus resultados».[6]

Por otro lado, otro estudio que apareció en un número de 2014 de la revista *The American Journal of Psychology* descubrió que decirles a las personas que eran portadoras sí que suponía un impacto adverso sobre su bienestar emocional.[7] Los resultados contradictorios de estos dos estudios apuntan a la complejidad que implica el tema. Esto refuerza mi creencia de que las pruebas genéticas son una decisión personal basada en las circunstancias de tu vida, tu salud y tu familia. Es una decisión que tú, tu familia, tu doctor y tu asesor genético deben debatir antes de dar este paso. En cualquier caso, contar con asesoría genética antes de hacerse las pruebas puede ayudarte a reducir tu ansiedad respecto al gen ApoE4.

¿POR QUÉ ES IMPORTANTE PLANTEARSE UNA PRUEBA GENÉTICA?

Aunque no intento convencerte de que te hagas la prueba (y entiendo completamente si alguien no quiere hacérsela), me gustaría señalar algunos de los motivos por los que a menudo lo recomiendo a mis pacientes.

Para algunas personas, la prueba genética puede ser un toque de atención. Conocer el propio estado puede ser el empujón que te falta para finalmente dejar de fumar, empezar a ser más activo físicamente, modificar tu dieta y perder algunos kilos: todas estas cosas son buenas para tu salud en general y, además, está demostrado que ayudan a retrasar la aparición de la EA o a reducir su riesgo.

Recuerda que, además, a menudo hacen falta veinte años de cambios en el cerebro antes de que las personas con alzhéimer empiecen a mostrar síntomas de demencia. Esto significa que, para cuando una persona empieza a mostrar estos síntomas clínicos, ya hace tiempo que se están produciendo los cambios cerebrales. Si estás en riesgo, la necesidad de hacer cambios en el estilo de vida lo antes posible es imperativa. Si las pruebas genéticas son el empujoncito necesario para que lo hagas, entonces estoy completamente a favor de ellas.

Aun así, hay una advertencia en lo referente a la EA: aunque de forma rutinaria y vehemente animo a mis pacientes a adoptar un estilo de vida más sano, hago una distinción entre la prevención y el tratamiento. Los cambios en el estilo de vida pueden ayudar a las personas en riesgo pero, tristemente, es menos probable que estos cambios mejoren el estado de las personas que ya experimentan un deterioro cognitivo o demencia.

Saber cuál es tu estado también podría darte la oportunidad de apuntarte a pruebas experimentales clínicas para encontrar un tratamiento o una cura para las personas con el gen ApoE4. Hay test genéticos y pruebas experimentales clínicas para varias enfermedades, algunas raras y otras muy conocidas. Déjame contarte uno de los ejemplos más inspiradores de cómo una familia decidió usar los resultados de una prueba genética para ayudar a los demás, a pesar de saber perfectamente que ya no podría serles útil a ellos. Esta historia en especial no tiene nada que ver con el alzhéimer, pero sí que resume a la perfección el espíritu de animar a otros y de aportar un granito de arena por el bien común.

En enero de 2018, Richard Engel, corresponsal extranjero en jefe para NBC News, explicó en el programa *Today* la conmovedora historia de las pruebas genéticas y su hijo pequeño, Henry. Engel estaba trabajando como enviado con las tropas estadounidenses en Corea del Sur cuando recibió los resultados de un conjunto completo de pruebas genéticas para su hijo. En lo que él denomina «el peor día de su vida», Engel y su esposa descubrieron que Henry tenía una enfermedad genética rara en el cerebro llamada síndrome de Rett. En la actualidad no hay ni tratamiento ni cura para el síndrome de Rett. La pareja ya había advertido que algo no acababa de ir bien con su hijo cuando, con dos años, Henry no podía hablar, caminar, sentarse erguido o dar palmas con las manos. Los doctores les dijeron que su hijo probablemente nunca sería capaz de vestirse solo y que su capacidad mental seguramente se quedaría en la de un niño de entre uno y dos años. También les advirtieron que el niño podría sufrir problemas de salud en el futuro, como episodios de convulsiones o rigidez.[8]

Pero ahora vienen las buenas noticias para este niño buenísimo y adorable y para sus abnegados padres: la mutación única de Henry ahora está bajo estudio con la esperanza de encontrar un tratamiento, tanto para él como para otros. La doctora Huda Zoghbi, directora del Duncan Neurological Research Institute en el Texas Children's Hospital en Houston, es quien realiza el estudio y es la misma investigadora que ayudó a descubrir la mutación que causa el síndrome de Rett.[9] Como la doctora Zoghbi explicó en el programa *Today*: «Ahora sabemos que hay cientos de genes que pueden causar autismo, discapacidad intelectual o desórdenes psiquiátricos complejos. Los avances que consigamos gracias al estudio del síndrome de Rett en las células de Henry podrán aplicarse a cualquiera de estas enfermedades».

Engel tuvo la valentía de compartir su historia en un canal nacional. «No es una historia que apetezca contar», explicó. «Para nosotros es muy difícil hacer esto, pero queríamos concienciar a los demás para que otras familias con niños con necesidades especiales y otros problemas sepan que no están solas».[10]

De forma similar, conozco a muchas familias y pacientes con alzhéimer que han usado lo que han averiguado a partir de las pruebas genéticas (tanto por participar en pruebas experimentales clínicas como a partir de otras formas de investigación) para poder ayudar a los demás. Una de estas personas, claro está, es Jamie, cuya ejemplar decisión de ofrecerse voluntaria como participante en estudios tras conocer su estado genético de 4/4 ha supuesto una diferencia en la vida de los demás.

Jamie y otros que actúan del mismo modo saben perfectamente que es probable que no puedan beneficiarse de lo que se descubra en los estudios en los que están participando. Los que sí podrán aprovechar el conocimiento médico adquirido a partir de esas investigaciones serán otros, y todo gracias a este comportamiento altruista. En estos tiempos en los que encontrar a sujetos es uno de los mayores desafíos para aquellos que investigamos la enfermedad de Alzheimer, nos sentimos muy agradecidos por personas como Jamie y otros que han participado de forma voluntaria. Si tú o un miembro de tu familia están haciéndose pruebas genéticas y descubren que son portadores del gen ApoE4, espero de todo corazón que se planteen seguir los mismos pasos que Jamie. (Puedes obtener más información sobre cómo encontrar asesoría genética en el sitio web de la National Society of Genetic Counselors en www.nsgc.org).

¿CUÁNTO CUESTAN LAS PRUEBAS GENÉTICAS?

Las pruebas genéticas estándares pueden costar entre noventainueve dólares por un test comercial hasta más de dos mil dólares cuando se busca una mutación rara como la de Rett. Dependiendo del motivo de la prueba, tu seguro de salud no cubrirá el coste, de forma total o incluso parcial.

La mayoría de las personas no saben que las pruebas de ApoE son, en realidad, una prueba cardiológica, que es para lo que se usaban originalmente. Esto es un dato importante, ya que es más barato hacer una prueba cardiológica para encontrar el gen ApoE4 (de noventainueve dólares) que una prueba de alzhéimer (que cuesta trescientos noventainueve). Es todo cuestión del código que indique el proveedor de servicios sanitarios a la hora de facturar. También debería decirse que algunas personas descubren involuntariamente su riesgo de tener la EA porque su cardiólogo les hace pruebas de riesgo cardíaco. En estos casos, la noticia supone una tremenda sorpresa para el paciente y este sale de la oficina preso de la angustia. Si te planteas hacerte pruebas para ApoE4, háblalo antes con tu doctor.

Y, si finalmente decides hacerlo, te recomiendo que sea a través de tu doctor o del laboratorio que te recomiende él. Aunque las pruebas genéticas que pueden realizarse en casa y que tan populares se han hecho ahora pueden proporcionar muchísima información interesante, divertida y a menudo útil, la falta de asesoramiento que implican no es ideal: la experiencia de Jamie debería ser un recordatorio serio sobre los peligros de este método a la hora de evaluar tu riesgo de EA.

PROBLEMAS DE LAS PRUEBAS GENÉTICAS EN CASA

Lo que explicaré a continuación es un ejemplo a modo de advertencia de cómo las pruebas genéticas de venta directa no son infalibles ni de lejos y de cómo puede que estén asustando a sus usuarios con falsos resultados. Julie Kennerly-Shah, farmacóloga, y el doctor Summit Shah explicaron a una periodista del *Huffington Post* que, para hacer algo divertido, decidieron comprarse sendos kits de 23andMe en 2016 cuando estaban saliendo. Esta pareja de Ohio quería saber más sobre su herencia genética y sentían curiosidad por ver qué podrían averiguar sobre su salud.[11]

Tras enviar sus datos a Promethease, una empresa de análisis de ADN externa que examina el ADN de las personas para trazar un árbol genealógico genético, los resultados no les parecieron remarcables. Aun así, cuando en enero de 2018 los ya recién casados volvieron a entrar en la página web de Promethease, quedaron conmocionados al descubrir que Kennerly-Shah tenía una mutación genética relacionada con el síndrome de Lynch, una condición genética rara que hace que las personas tengan más de un 80 % de riesgo de desarrollar cáncer de colon y que, en las mujeres, tiene un 71 % de riesgo de cáncer de endometrio. El informe también detectó en ella una enfermedad cardíaca genética que aumentaba su riesgo de sufrir arritmias y muerte súbita, incluso en personas sin ningún síntoma. Como doctora en el Comprehensive Cancer Center de la Universidad Estatal de Ohio, Kennerly-Shah estaba familiarizada con esta devastadora característica genética, pero dijo que su marido «estaba probablemente más asustado que yo, y creo que eso seguramente aumentó mi propia ansiedad». Al ver este futuro incierto, la pareja decidió intentar quedarse embarazada antes de lo que habían planeado, ya que las histerectomías a menudo se recomiendan como medida preventiva para mujeres con el síndrome de Lynch. Además, se plantearon hacerlo mediante la fecundación *in vitro,* de modo que pudieran controlar los genes de los embriones implantados.

Por suerte, esta historia cuenta con un final feliz. Aconsejada por sus colegas de profesión, Kennerly-Shah concertó una cita con un asesor genético en el Wexner Medical Center de la Universidad Estatal de Ohio para confirmar su estado genético. Los resultados del hospital fueron negativos, lo que implicaba que ella no tenía las mutaciones genéticas del síndrome de Lynch y que Promethease les había ofrecido un falso positivo en su informe. Por desgracia, esta historia no es infrecuente. Un estudio realizado por Ambry Genetics, una empresa de diagnósticos clínicos, descubrió que un 40 % de 49 informes de envío directo al consumidor eran en realidad falsos positivos tras un análisis posterior con pruebas de nivel clínico en laboratorios. 23andMe, la única empresa con autorización de la Administración de Alimentos y Medicamentos de Estados Unidos para proporcionar informes sobre riesgo genético, presume de contar con más de dos millones de clientes. Los fundadores de Promethease, menos famosa, explicaron a *Huffington Post* que ofrecen quinientos informes al día, pero ninguna de las dos empresas quiso compartir datos sobre cuántos de estos resultados eran falsos positivos. La perspectiva, bastante probable, de recibir información incorrecta sobre tu salud hace que se cuestione todavía más la validez de las pruebas de genética caseras.[12]

Tras examinar las pruebas genéticas caseras que hay actualmente en el mercado, la revista *Consumer Reports* llegó a esta conclusión: «La forma más precisa de obtener información sobre el riesgo genético para la salud sigue siendo a través de pruebas que solicite un doctor (a menudo un oncólogo, un obstetra o un ginecólogo). Estas pruebas tienden a ser mucho más exhaustivas que aquellas que pueden comprarse directamente en una tienda, ya que suelen secuenciar genes enteros y buscan varias variantes que puedan relacionarse con la enfermedad en cuestión».[13]

Las pruebas genéticas caseras se están volviendo cada vez más comunes. Aquí hemos resumido las trampas y peligros de este tipo de prueba y el hecho de que en muchos casos los médicos y los pacientes no están bien equipados para gestionar la complejidad y gravedad de los datos que reciben. Así que, en mi opinión, si quieres saber quiénes son tus parientes basándote en el ADN o quieres saber cómo se llamaba tu tatara-tatara-tatarabuela, disfruta de la vasta información que pueden ofrecerte estos sitios web. Pero si lo que realmente quieres saber es tu riesgo de sufrir EA, es mejor hacerlo en colaboración con tu neurólogo.

CAPÍTULO 7

No olvidemos el resto de las pruebas

MARWAN SABBAGH, DOCTOR EN MEDICINA

El capítulo anterior ha estado dedicado a las pruebas genéticas. Pero, por supuesto, las pruebas genéticas no son la única forma de evaluar si alguien tiene alzhéimer. Muy a menudo los médicos buscamos otros biomarcadores. El National Institute on Aging, un recurso informativo excelente, ofrece un glosario de los distintos tipos de biomarcadores y pruebas. Aunque probablemente has oído hablar de algunos de ellos, es posible que esto te ayude a comprender mejor los porqués. También he incluido algunas observaciones basadas en mis propias investigaciones y experiencia.

Para empezar, vamos a asegurarnos de tener claros algunos términos: los biomarcadores son una medición, a partir de los resultados de laboratorio y pruebas de diagnóstico por imágenes, de lo que pasa dentro de un cuerpo vivo. Los biomarcadores pueden ayudar a doctores y científicos a diagnosticar enfermedades y condiciones de salud, a encontrar riesgos de salud en una persona, a monitorizar las respuestas al tratamiento y a ver cómo la enfermedad o el estado de salud de una persona evoluciona con el tiempo. Por ejemplo, un nivel aumentado de colesterol en sangre se interpreta como un biomarcador para el riesgo de ataque al corazón.

Se usan muchos tipos de pruebas de biomarcadores para investigar la enfermedad de Alzheimer y demencias relacionadas. Los cambios en el cerebro de las personas con estas enfermedades pueden empezar muchos años antes de que aparezcan las pérdidas de memoria u otros síntomas. Los investigadores usan biomarcadores para ayudar a detectar estas modificaciones en el cerebro de las personas, que puede que hayan experimentado o no alteraciones obvias en la memoria o pensamiento. Encontrar estos cambios de forma temprana en el proceso de la enfermedad ayuda a identificar a las personas que corren mayor riesgo de alzhéimer u otras demencias y puede ayudar a determinar qué personas pueden beneficiarse más de un tratamiento en concreto.

TIPOS DE BIOMARCADORES Y PRUEBAS

En la enfermedad de Alzheimer y demencias relacionadas, los biomarcadores más usados miden cambios en el tamaño y la función del cerebro y sus partes, además de los niveles de ciertas proteínas detectados en exploraciones cerebrales, líquido cefalorraquídeo y sangre.

Neuroimagen

La neuroimagen, también denominada «diagnóstico por imágenes del cerebro», permite medir alteraciones en el tamaño del cerebro, identificar y medir regiones del cerebro concretas y detectar cambios bioquímicos y daños vasculares (daños relacionados con los vasos sanguíneos). En los entornos clínicos, los doctores pueden usar estas pruebas para encontrar evidencias de trastornos cerebrales, como tumores o apoplejías, que pueden ayudar en el diagnóstico. En los entornos de investigación, el diagnóstico por imágenes del cerebro se usa para estudiar cambios bioquímicos y estructurales en el cerebro durante la enfermedad de Alzheimer y en demencias relacionadas. Hay varios tipos de neuroimagen.

Tomografía computarizada (TC)

La tomografía computarizada (TC) es un tipo de rayos X que usa radiación para producir imágenes del cerebro. Durante una TC, la persona está tendida en el escáner durante un tiempo de entre cinco y diez minutos. Un dispositivo en forma de rosquilla se mueve alrededor de la cabeza para producir la imagen.

Las TC pueden mostrar el tamaño del cerebro e identificar un tumor, una apoplejía, un traumatismo craneoencefálico y otras posibles causas de síntomas de demencia. Las TC ofrecen más detalles que los rayos X tradicionales, pero la imagen es menos detallada que la de una resonancia magnética y no puede medir fácilmente los cambios durante el paso del tiempo. A veces las TC se usan cuando una persona no puede hacerse una resonancia magnética porque tiene metal en el cuerpo, como un marcapasos. Las TC suelen usarse en casos de demencia y alzhéimer para excluir la posibilidad de un tumor, una apoplejía o hidrocefalia.

Resonancia magnética

La resonancia magnética (RM o MRI, por sus siglas en inglés) usa campos magnéticos para producir imágenes detalladas de estructuras corporales, incluyendo el tamaño y la forma del cerebro y sus regiones. Los doctores a menudo usan las resonancias magnéticas para identificar o descartar las causas de la pérdida de memoria, como una apoplejía u otros daños cerebrales vasculares, tumores o hidrocefalia. Estas pruebas también pueden usarse para evaluar el encogimiento de regiones específicas del cerebro.

Durante una RM, el sujeto se queda tumbado y quieto en un escáner en forma de túnel durante un periodo de entre treinta y cuarentaicinco minutos (en el caso de las pruebas de diagnóstico) y de hasta dos horas (para las investigaciones). La RM es segura e indolora, y no implica radioactividad. Eso sí, se trata de un proceso muy ruidoso, así que a las personas se les suelen dar tapones o auriculares para taparse los oídos. Hay personas que sienten claustrofobia o angustia dentro de una máquina de RM, cosa que puede aliviarse tomando tranquilizantes poco antes de la prueba. Como para una RM se usa un campo magnético muy potente para obtener las imágenes, las personas con ciertos tipos de metal en el cuerpo (como marcapasos, grapas quirúrgicas o metralla) no pueden someterse a este procedimiento.

Una RM ofrece una imagen de las estructuras cerebrales más clara que la de una TC y puede ayudar a detectar si se presentan cambios anormales, como el encogimiento (o atrofia) de áreas del cerebro. Ver evidencias de encogimiento de ciertas áreas puede respaldar un diagnóstico del alzhéimer o de otra demencia neurodegenerativa, pero no supone un diagnóstico específico. Los investigadores usan distintos tipos de RM para obtener imágenes de la estructura, la composición química, el flujo sanguíneo y el funcionamiento del cerebro, además del tamaño de las regiones cerebrales. Las RM también ofrecen una imagen detallada de cualquier daño vascular en el cerebro, como los producidos por una apoplejía o pequeñas áreas con hemorragias que pueden implicar cambios cognitivos. Hacer varias RM puede mostrar cómo cambia el cerebro de una persona con el tiempo.

En el ámbito de las investigaciones se usan varios tipos de escáneres de RM para estudiar la estructura y la función del cerebro en el envejecimiento y la enfermedad de Alzheimer. En las pruebas experimentales clínicas, la RM puede usarse para monitorizar la seguridad de medicamentos nuevos y examinar cómo el tratamiento puede afectar a la estructura y el volumen del cerebro a lo largo del tiempo.

PET cerebral

La tomografía por emisión de positrones (o PET, por sus siglas en inglés) usa pequeñas cantidades de una sustancia radioactiva, llamada «trazador», para medir actividades específicas (como, por ejemplo, el uso de glucosa o energía) en distintas regiones del cerebro. Cada tipo de PET cerebral tiene sus trazadores. Las PET suelen usarse al investigar la demencia. En entornos clínicos, se usa con frecuencia para evaluar el estadio de un cáncer y detectar si se está extendiendo o no.

Cuando a alguien se le hace una PET cerebral, se le suministra una inyección de un trazador radioactivo en una vena del brazo y, después, se le tiende en una camilla acolchada que se introduce en un escáner en forma de rosquilla. El escáner PET toma fotografías del cerebro, con lo que se revelan las regiones de actividad química normal y anómala. Un escáner PET es mucho más silencioso que una RM. El proceso entero, incluyendo la inyección y el escáner, dura alrededor de una hora. Los pacientes solo pueden hacerse tres PET al año debido a la radiación. Si a una persona le preocupa la exposición a la radiación o si ya se le han hecho muchas pruebas con rayos X o con diagnóstico de imagen, debería hablar con su doctor.

Hay varios tipos específicos de escáneres PET que se usan en las pruebas para la demencia y la enfermedad de Alzheimer:

- Las PET de fluorodesoxiglucosa (o FDG) miden el uso de glucosa en el cerebro. La glucosa, un tipo de azúcar, es la fuente principal de energía para las células. Los estudios demuestran que las personas con demencia a menudo tienen patrones anormales de uso reducido de glucosa en áreas específicas del cerebro. Un escáner PET de FDG puede mostrar un patrón que respalde un diagnóstico para una causa concreta de demencia.

- Los escáneres PET de amiloide miden si hay depósitos anómalos de una proteína denominada beta-amiloide. Un nivel alto de beta-amiloide está relacionado con la presencia de placas de amiloide, un signo distintivo de la enfermedad de Alzheimer. Hay varios trazadores que pueden usarse para los escáneres PET de amiloide, incluyendo el florbetapir, el flutemetamol, el florbetaben y el componente Pittsburgh B.

- Los escáneres PET de tau detectan una acumulación anormal de esta proteína que forma ovillos en las neuronas de las personas con enfermedad de Alzheimer y muchas otras demencias. En la actualidad se están estudiando varios trazadores tau en pruebas experimentales clínicas y otros entornos de investigación.

En el entorno clínico, las PET de FDG pueden usarse si un doctor tiene fuertes sospechas de que el paciente sufre de demencia frontotemporal en vez de demencia por alzhéimer debido a los síntomas que muestra o porque estos se han manifestado de forma inusual.

Los especialistas médicos a veces usan el diagnóstico por imágenes con PET de amiloide para ayudar con un diagnóstico cuando sospechan que el paciente tiene la enfermedad de Alzheimer pero, incluso después de una evaluación exhaustiva, no están del todo seguros. El diagnóstico por imágenes con PET de amiloide también puede ayudar con el diagnóstico de personas con demencia y síntomas inusuales o muy leves, cuando la edad de aparición es muy temprana (por debajo de los sesentaicinco años) o si hay alguna condición (como, por ejemplo, una depresión profunda) que pueda contribuir a los síntomas de la demencia. Si el escáner PET de amiloide es negativo, se descarta la enfermedad de Alzheimer.

En el ámbito de la investigación, los escáneres PET de tau y amiloide se usan para determinar qué individuos pueden tener mayor riesgo de desarrollar la enfermedad de Alzheimer, para determinar si se cumplen algunos requisitos para la participación en pruebas experimentales clínicas y para evaluar el impacto de medicamentos experimentales diseñados para influir en las rutas de tau o amiloide.

Biomarcadores de líquido cefalorraquídeo

El líquido cefalorraquídeo (LCR) es un fluido transparente que rodea el cerebro y la médula espinal para protegerlos y aislarlos. El LCR también proporciona varios nutrientes y sustancias químicas que hacen que las neuronas se mantengan sanas. Las proteínas y otras sustancias generadas por células pueden detectarse en el LCR, y sus niveles pueden cambiar años antes de que los síntomas de la EA y otros trastornos cerebrales puedan aparecer.

El LCR se obtiene mediante una punción lumbar (también denominada punción espinal), que es un procedimiento ambulatorio que se usa para diagnosticar varios tipos de problemas neurológicos.

Hay personas que con solo oír las palabras «punción lumbar» ya se echan a temblar, pero no hay nada de lo que asustarse: una punción lumbar, si se hace correctamente, es un procedimiento que se realiza en la misma consulta y que es seguro, rápido y relativamente indoloro.

Durante una punción lumbar, el paciente o bien está sentado o se queda en posición fetal sobre el lateral mientras le limpian la piel que hay encima de la parte inferior de la columna y le inyectan una anestesia local. Después se inserta una fina aguja en el espacio que hay entre los huesos de la región lumbar de la columna. El LCR gotea a través de la aguja o se extrae suavemente a través de una jeringa. El procedimiento suele durar entre cinco y diez minutos. Algunas personas sienten un dolor momentáneo, pero la mayoría solo notan una ligera incomodidad.

Tras el procedimiento, el paciente se queda tumbado unos minutos y puede que le suministren algo para que coma o beba. Después puede volver conduciendo a su casa y reanudar sus actividades de forma normal, pero debería evitar hacer ejercicio físico vigoroso durante las siguientes veinticuatro horas. Algunas personas pueden sufrir un ligero dolor de cabeza, que suele desaparecer tras tomar un analgésico y tumbarse un rato. Hay ocasiones en las que los pacientes sufren un dolor de cabeza persistente que empeora cada vez que se sientan o se ponen de pie. Si te pasa esto, es importante que te pongas en contacto con tu doctor, ya que este tipo de cefalea puede tratarse fácilmente con un parche hemático epidural, que consiste en inyectarle al paciente una pequeña cantidad de su propia sangre en la parte inferior de la columna para detener una fuga de LCR.

Hay algunas personas que no pueden hacerse una punción lumbar, como aquellas que están tomando medicamentos como warfarina (Coumadin o Jantoven) para reducir la coagulación de la sangre, las que tienen un nivel bajo de plaquetas o una infección en la zona lumbar, o las que acaban de someterse a una cirugía mayor de la espalda.

Los biomarcadores de LCF más usados para la enfermedad de Alzheimer miden ciertas proteínas: beta-amiloide 42 (el componente principal de placas de amiloide en el cerebro), tau y fosfo-tau (un componente importante de los ovillos de tau en el cerebro). En comparación con las personas sin alzhéimer u otras causas de demencia, los niveles en LCR de beta-amiloide 42 son inferiores y los niveles de fosfo-tau son superiores. Hay otros marcadores (nuevas proteínas) en desarrollo para demostrar la diferencia entre las personas con y sin la EA.

En el entorno clínico, los biomarcadores de LCR se pueden usar para ayudar a diagnosticar alzhéimer, por ejemplo, en casos que impliquen una presentación de síntomas o un curso inusuales. El LCR también puede usarse para evaluar a personas con una demencia inusual o de progreso acelerado. En el área de la investigación, los biomarcadores de LCR son herramientas muy valiosas para la detección temprana de las enfermedades neurodegenerativas. También se usan en pruebas experimentales clínicas para evaluar el impacto de medicamentos experimentales.

Análisis de sangre

Las proteínas que se forman en el cerebro, como tau y beta-amiloide 42, pueden medirse en análisis de sangre más sensibles. Los niveles de estas proteínas pueden cambiar debido a la enfermedad de Alzheimer, a una apoplejía o a otros trastornos cerebrales. Estos biomarcadores de la sangre no están tan bien desarrollados como los biomarcadores de LCR para identificar el alzhéimer y demencias relacionadas. Aun así, se han mejorado nuevos métodos para medir estas proteínas derivadas del cerebro, en especial beta-amiloide 42 y tau, lo que sugiere que es posible que en el futuro puedan usarse los análisis de sangre para revisiones e incluso diagnósticos médicos.

Pueden medirse muchos otros lípidos, proteínas y otras sustancias en la sangre, pero hasta el momento ninguno de estos elementos ha mostrado tener valor a la hora de diagnosticar el alzhéimer. En la actualidad, los investigadores de la demencia usan biomarcadores de la sangre para estudiar la detección temprana, la prevención y los efectos de posibles tratamientos. Todavía no están disponibles para su uso en las consultas médicas y otros entornos clínicos.

Me gustaría enfatizar un punto importante sobre las pruebas médicas en general. Para empezar, son altamente individualizadas. Para continuar, son muy precisas. Es cierto que hay quien cree que solo se puede diagnosticar la EA con la autopsia, pero no es así. La precisión del diagnóstico, hoy en día, es extremadamente alta. Ya no vamos a ciegas. Como acabamos de ver, los médicos cuentan ahora con muchísimas herramientas a su disposición para ayudarles a hacer un diagnóstico. Y un buen doctor usará las pruebas que más se adecúen a su paciente.

CAPÍTULO 8

Los riesgos reales
del alzhéimer

MARWAN SABBAGH, DOCTOR EN MEDICINA

Nuestros cuerpos son como motores: cuando llevan mucho kilometraje, las cosas pueden romperse, especialmente si no les damos el combustible correcto y el mantenimiento adecuado. La investigación científica sobre los riesgos y causas de la EA es sólida y está en constante proceso. Y aunque me encantaría quedarme sin trabajo porque he encontrado una cura, por ahora ningún investigador ha tenido esta suerte.

Aun así, sí que sabemos que hay varios factores que contribuyen al desarrollo de la enfermedad. Hay algunos que son *modificables*, riesgos que pueden reducirse o eliminarse mediante el estilo de vida, cambios en la dieta o medicación. Otros son *fijos*, como la edad o la estructura genética.

Aunque no hay cura o prevención reales para la EA, hay tratamientos y recomendaciones de estilo de vida que han demostrado ser efectivos a la hora de *ralentizar* la progresión de la enfermedad o de disminuir el riesgo de desarrollarla.

Anteriormente hemos examinado en profundidad los riesgos genéticos. Ahora veremos algunos otros tipos.

RIESGOS FIJOS

Vamos a empezar por algunos de los factores de riesgo más comunes para la EA que no pueden modificarse.

Edad

Ha habido mucho debate sobre los riesgos genéticos de la EA. Pero no nos olvidemos del riesgo más básico: la edad. La edad avanzada es el factor de riesgo más serio para el alzhéimer; cuanto más tiempo vivas, mayor será el riesgo. A los sesentaicinco años, un 5 % de las personas tienen la EA. Este riesgo se duplica cada cinco años. Para cuando se tienen 85 años, el riesgo de tener la EA se ha llegado a considerar hasta del 50 %. Personalmente, pienso que sería más preciso hablar de un 33 %, que sube hasta el 40 % a los noventa.

Pero, de nuevo, es bastante posible llegar a una edad avanzada sin jamás experimentar síntomas de la EA. En mi anterior instituto de investigación en Sun City, Arizona, vimos a participantes que tenían desde ochenta hasta cien años y con una memoria tan aguda como la de cualquier jovencito. A través del estudio de cerebros en buena forma de personas mayores esperamos encontrar el secreto de mantener las capacidades cognitivas durante toda la vida.

Uno de los motivos por los que tenemos un riesgo mayor de sufrir la EA es que, a medida que envejecemos, sufrimos lo que se denomina «baja energía neuronal». Todas las células necesitan energía para un funcionamiento adecuado, y el cerebro necesita mucha cantidad de energía. A medida que envejecemos, nuestras células neuronales se hacen menos eficientes. Para contrarrestar esta pérdida de energía cerebral, los científicos están intentando desarrollar medicinas que puedan mejorar el funcionamiento de las mitocondrias, unos orgánulos celulares (unas estructuras especializadas dentro de una célula que son ricas en lípidos, proteínas y enzimas). Pero es importante dejar claro que, hasta el momento, ninguno de estos medicamentos mitocondriales ha demostrado ser efectivo.

Género

Resulta tristemente adecuado que la primera persona diagnosticada con lo que acabaría conociéndose como enfermedad de Alzheimer fuera una mujer, Auguste Deter, cuyas placas y ovillos cerebrales el doctor Alois Alzheimer puso bajo el microscopio a principios del siglo XX.

Hoy en día sabemos que las mujeres corren un riesgo de sufrir la EA superior al de los hombres en una proporción de un 60/40. ¿Por qué? Un motivo es que las mujeres tienden a vivir más que los hombres aunque, de forma interesante, la proporción es la misma incluso tras ajustar por edad. Otra causa posible es que no haya suficiente estrógeno en el cerebro de las mujeres con la EA. Como los hombres usan la testosterona para generar bajos niveles de estrógeno a lo largo de sus vidas, esto no parece ser un problema para ellos pero, en el caso de las mujeres, la pérdida de estrógeno a lo largo del tiempo podría ser una causa que contribuya a la aparición de la EA.

En un estudio llevado a cabo por el Banner Sun Health Research Institute y la Universidad de Chicago, los cerebros de las mujeres que murieron con EA mostraron mucho menos contenido de estrógeno que los de otras de la misma edad en un grupo de control. Del mismo modo, estudios en animales demostraron que la deficiencia de estrógeno acelera la producción de amiloide y el deterioro cognitivo.

Por lo tanto, podría pensarse que la terapia de reemplazo hormonal (TRH) con estrógeno puede proteger a las mujeres para que no desarrollen la EA, pero estudios a gran escala han mostrado que precisamente se produce todo lo opuesto. Por ejemplo, la organización Women's Health

Initiative demostró que la TRH es positiva para el tratamiento de síntomas de la menopausia y para la salud ósea en relación con la osteoporosis. Aun así, mostraba unos riesgos ligeramente aumentados para ciertos tipos de cánceres y posibles riesgos cardiovasculares, y no suponía ninguna protección ante la EA.

Etnia

Por motivos que no se comprenden completamente, los latinos tienen un 50 % más de probabilidades de desarrollar la EA que las personas blancas no latinas. Los afroamericanos también sufren de mayores tasas de la EA.

RIESGOS MODIFICABLES

La parte buena de los riesgos modificables es que... ¡se pueden modificar! En otras palabras, los genes no son los únicos protagonistas aquí: los factores ambientales y el estilo de vida también tienen un papel. La buena noticia es que hay cosas en tu mano que puedes hacer sobre estos riesgos modificables y que esto puede ayudar a ralentizar o incluso a prevenir ciertos factores de riesgo de la EA.

Diabetes y alzhéimer

¿Qué tiene que ver la diabetes con el alzhéimer? Pues mucho. La diabetes de tipo 2 (DT2) es la forma más común de diabetes y está asociada con la obesidad, la edad avanzada, los antecedentes familiares y la inactividad. Se trata de una condición donde las mismas células no permiten la entrada de glucosa sanguínea, incluso cuando hay niveles adecuados de insulina en la sangre. Esta resistencia a la insulina es un componente clave de la DT2 y es el principal responsable del riesgo de demencia y alzhéimer. En ambos casos aumentan los niveles de glucosa. Si esto no se trata, pueden producirse daños graves en los órganos internos y, en concreto, en los riñones, los ojos (especialmente en las retinas) y los nervios. En una condición denominada neuropatía periférica diabética, los nervios de los pies quedan dañados y se causa una pérdida de equilibrio o una sensación de quemazón constante.[1]

El conjunto de datos que tenemos sobre la diabetes es sólido y en aumento, y esto sí que está claro: la DT2 tiene una fuerte relación tanto con la aparición de la demencia como con el deterioro cognitivo y el desarrollo de la EA, tanto en la madurez como en la vejez. De hecho, alguien a quien se le ha diagnosticado diabetes tiene alrededor del doble de riesgo de desarrollar la EA que una persona no diabética. Si eres una mujer y/o tienes el gen ApoE4, entonces tu riesgo es todavía superior.

¿Cuál es la conexión entre la DT2 y la EA? Plantéatelo del siguiente modo: nuestro cerebro necesita un suministro casi constante de glucosa en sangre para funcionar, y la insulina es clave para proporcionar y regular este suministro. La insulina también es responsable de regular la actividad en las mismas neuronas, además de transmitir las señales de una neurona a otra. La insulina se transporta constantemente a través de la barrera hematoencefálica (una membrana semipermeable que separa la sangre del encéfalo y el líquido en el sistema nervioso central). Cuando el metabolismo de la glucosa y la insulina están dañados se produce una pérdida de memoria y de funciones cognitivas, además de un riesgo aumentado de sufrir la enfermedad de Alzheimer, especialmente en personas con diabetes de tipo 2.

En un estudio de 2015 de la Universidad de California en San Francisco y Kaiser Permanente se descubrió que las personas con DT2 tenían una posibilidad entre un 50 y un 100 % más elevada de sufrir demencia que aquellos que no tenían DT2. Otro estudio del Kaiser Permanente Group de California del Norte descubrió una conexión entre altos niveles de hemoglobina glicosilada y el riesgo de desarrollar la enfermedad de Alzheimer. La hemoglobina es la sustancia dentro de los glóbulos rojos que transporta el oxígeno a las células del cuerpo. Cuando la glucosa de la sangre se une a la hemoglobina, la hemoglobina queda *glicosilada* (lo que también se denomina HbA1c). Los pacientes con un nivel de HbA1c (superior al 15 %) tenían un 78 % más de riesgo de desarrollar EA o deterioro cognitivo en los siguientes diez años. Los pacientes con elevaciones ligeras de HbA1c tenían un riesgo elevado de entre un 16 % y un 25 %. Si eres diabético, es importante hablar con tu doctor sobre el control de tus niveles de HbA1c.[2]

Aunque los científicos todavía no tienen claro qué es lo que causa la diabetes, sí que sabemos que la epidemia de diabetes de tipo 2 en Estados Unidos es seguramente el resultado de comer demasiada comida del tipo equivocado (procesados y con altos contenidos de azúcar), todo combinado con la falta de ejercicio. Aquí tienes algunas de las cosas que puedes hacer al respecto que, a la vez, pueden serte de ayuda a la hora de evitar o retrasar la EA en el futuro.

- *Seguimiento.* Debido a los numerosos problemas y riesgos de salud que acompañan a la diabetes de tipo 2, es importante que tu doctor compruebe con regularidad tu glucosa, colesterol, tensión arterial y niveles de HbA1c. Si tienes diabetes, trátala con suma atención y cuidado. Tu nivel de glucosa en sangre debe estar entre 70 y 110, y debe ser menor de 6,6 para la HbA1c.
- *Medicación.* También puedes tratar tu diabetes con medicación si te la prescribe un doctor. El primer medicamento que se prescribe generalmente para la DT2 es la metformina (como Glucophage, Glumetza y similares). Funciona aumentando la sensibilidad de tus tejidos hacia la insulina, de modo que tu cuerpo use la insulina de forma más efectiva. La metformina también disminuye la producción de glucosa en el cerebro.

Del mismo modo que la metformina, los tiazolidinedionas, donde se incluyen la rosiglitazona (Avandia) y la pioglitazona (Actos), hacen que los tejidos del cuerpo sean más sensibles a la insulina. Aun así, este tipo de medicamentos se han relacionado con una subida de peso y otros efectos secundarios más serios, como un riesgo aumentado de fallo cardíaco y fracturas. Debido a estos riesgos, estos medicamentos no son generalmente el tratamiento de primera elección.[3]

Vale la pena destacar que ambos tipos de medicamentos se han investigado como posibles tratamientos para la EA.

Por supuesto, hay otras formas de tratar y gestionar tu diabetes que no implican medicación, empezando por el estilo de vida. Hablaremos de esto en próximos capítulos.

El alzhéimer como diabetes de «tipo 3»

Suzanne de la Monte, doctora en medicina y profesora de patología, neurología y neurocirugía en el Rhode Island Hospital y la Alpert Medical School en la Universidad Brown, fue una de las primeras en descubrir la asociación entre una dieta alta en grasas y la resistencia a la insulina en las neuronas. Descubrió que, cuando alteraba el modo en que los cerebros de las ratas respondían ante la insulina, desarrollaban el mismo tipo de daños cerebrales que se veían en la enfermedad de Alzheimer, con áreas del encéfalo asociadas con la memoria obstruidas por placas de amiloide. Las placas cortaban las conexiones entre las neuronas, con lo que estas quedaban al borde de la muerte. Las ratas eran incapaces de aprender cómo moverse por un laberinto y tropezaban sin rumbo, de un lado a otro.

En 2008, tras su descubrimiento, de la Monte publicó un artículo en el *Journal of Diabetes Science and Technology* donde declaraba que el alzhéimer es otra forma de diabetes, que denominó como de «tipo 3». Ella y su compañero concluyeron que el término «diabetes de tipo 3» refleja con precisión el hecho de que la EA es una forma de diabetes que implica de manera selectiva al cerebro y que cuenta con características moleculares y bioquímicas que coinciden parcialmente tanto con la diabetes de tipo 1 como de tipo 2. Esta teoría podría ayudar a explicar por qué las personas con diabetes de tipo 2 (una enfermedad que asola a más de veinticinco millones de estadounidenses) tienen una tendencia significativamente mayor de desarrollar alzhéimer. Dada la relación entre la EA y la diabetes mellitus (DM), esto sugiere que centrarse en el metabolismo puede ser una vía de avance en el futuro.

Peso corporal y obesidad

Hay pruebas sólidas de que la obesidad, o un índice de masa corporal (IMC) de treinta o superior, puede tener un papel significativo en el deterioro cognitivo y la demencia, incluyendo el desarrollo de la enfermedad de alzhéimer. Esta relación ha quedado particularmente demostrada cuando la obesidad aparece en la madurez. La obesidad también aumenta tu riesgo de sufrir otras condiciones y enfermedades, incluyendo una tensión arterial alta (hipertensión), diabetes de tipo 2, enfermedad cardiovascular y artritis. Del mismo modo que la diabetes, la obesidad es una epidemia nacional en Estados Unidos y se está convirtiendo rápidamente en un problema de salud a nivel mundial.

Mira dónde encajas en la siguiente escala de IMC. Es una forma bastante precisa de determinar si tienes o no sobrepeso:

- IMC entre 18 y 24: sano
- IMC entre 25 y 29: sobrepeso
- IMC entre 30 y 39: obesidad
- IMC de más de 40: obesidad mórbida (obesidad peligrosa)

Para saber cómo calcular tu IMC, habla con tu doctor o visita el sitio web de Centers for Disease Control (www.cdc.gov/healthyweight/assessing/bmi/index.html) para encontrar una calculadora para evaluar tu IMC.

El estudio finlandés de intervención geriátrica para la prevención del trastorno cognitivo y la discapacidad (también conocido como «estudio

FINGER», por sus siglas en inglés) es una de las investigaciones más importantes sobre la obesidad, el estilo de vida y la enfermedad de Alzheimer. Uno de los muchos e importantes descubrimientos de este estudio a largo plazo y gran escala (cuyos resultados examinaremos más de cerca en nuestro capítulo sobre el estilo de vida) fue que las personas con obesidad en su madurez tenían más del doble de posibilidades de desarrollar la EA posteriormente, incluso aunque no se incluyeran personas fumadoras o con un colesterol alto en el grupo. Cuando se añadió la obesidad al perfil de aquellos que contaban tanto con colesterol alto como tensión arterial alta, el riesgo de desarrollar alzhéimer se multiplicó hasta por seis.[4]

En otro estudio de 2007, Rachel Whitmer, doctorada y veterana científica de investigación en el Kaiser Permanente en Oakland, California, confirmó que tanto la obesidad como el sobrepeso están asociados con un riesgo superior de demencia, enfermedad de Alzheimer y demencia vascular (una condición relacionada en la que pronto nos centraremos), incluso en aquellas personas que no cuentan con diabetes o enfermedades cardiovasculares. Es interesante advertir que el estudio de la doctora Whitmer, que apareció en la revista *Current Alzheimer's Research*, también descubrió que la pérdida de peso en una etapa avanzada de la vida hace que las personas corran un riesgo mayor.[5]

Sabemos que, en cuanto las personas empiezan a sufrir la demencia asociada con la EA, pierden peso. Pero eso no quiere decir que la pérdida de peso sea parte del motivo por el que tienen la EA ni es un motivo para no perder unos cuantos kilos si superas el peso o el IMC recomendados. Recuerda que la obesidad, el síndrome metabólico y la diabetes de tipo 2 aumentan el riesgo de sufrir demencia en un futuro.[6]

Pero quizá el descubrimiento más intrigante que realizó Kaiser Permanente fue lo importante que era *dónde* estaba localizada la grasa. Aunque el IMC representa el total de grasa en el cuerpo, aquellas personas cuya grasa tendía a acumularse a nivel de cintura mostraban un aumento de riesgo superior de desarrollar demencia posteriormente en un 72 %. Este factor de riesgo se conoce como «obesidad central» y puede medirse con una prueba de grosor de un pliegue de piel. «La obesidad central aumentaba el riesgo de sufrir demencia más de tres décadas después», según explica un artículo de Whitmer de 2009 en la revista *Neurology*.[7]

Es importante hacerse pruebas físicas con regularidad para ver el nivel de glucosa en sangre y de hemoglobina glicosilada. Si tiendes a acumular grasa alrededor de la cintura, pídele a tu doctor que te haga una prueba de pliegue de la piel para determinar tu factor de riesgo. Si tu IMC te pone en riesgo, márcate un objetivo de pérdida de peso, a ser posible con la ayuda de un nutricionista. Haz ejercicio treinta minutos al día al menos cinco días a la semana, reduce tu ingesta de sodio, no consumas comida procesada y rápida, aliméntate con una dieta basada en plantas y alimentos integrales, o adopta una dieta de estilo mediterráneo. Hablaremos de esto en nuestro capítulo sobre el estilo de vida.

Apoplejías y demencia vascular

Una apoplejía se da cuando el flujo de sangre a una parte del cerebro queda interrumpido y la falta de oxígeno y nutrientes hace que las neuronas mueran. El daño a la red de vasos sanguíneos deja al cerebro sin el oxígeno y los nutrientes vitales necesarios para que las células funcionen correctamente. Las neuronas son especialmente vulnerables. Esto puede suceder de varias formas.

Las arterias obstruidas o los émbolos de sangre son las causas más comunes de las apoplejías y afectan a setecientos mil estadounidenses al año. Los émbolos surgen de placas arteriales inflamadas y de un corazón no sano. Cuando los trombos se liberan y viajan en el torrente sanguíneo hasta el cerebro, pueden acabar obturando una arteria. Si eso pasa, el área del cerebro a la que alimenta esa arteria muere.

Otra causa de las apoplejías es la ruptura de un vaso sanguíneo en el cerebro. Esto puede causar lo que se conoce como «hemorragia cerebral», o sea, sangre en el cerebro. La hipertensión no controlada (tensión arterial alta) es la causa más usual de hemorragia cerebral. Las anormalidades en los vasos sanguíneos cerebrales, incluyendo los aneurismas (dilatación de la pared del vaso) y malformaciones arteriovenosas (una acumulación anormal de vasos sanguíneos), también pueden producir hemorragias en el cerebro. Todos tenemos una red de vasos sanguíneos denominada «sistema circulatorio» o «vascular». *Vascular* proviene de una palabra del latín que quiere decir «recipiente vacío». Cualquier condición que afecte a este sistema se considera una enfermedad vascular.[8] Las enfermedades surgen de los problemas en las arterias, venas y vasos que afectan al fluir de la sangre. Una enfermedad vascular puede causar que tus tejidos no reciban sangre suficiente (una condición que se conoce como «isquemia») además de provocar otros problemas graves e incluso mortales.[9] Si se produce una obstrucción de las arterias carótidas en tu encéfalo,[10] esto puede llevar a una apoplejía o un ataque isquémico transitorio (AIT).[11] Los síntomas incluyen debilidad en un lado del cuerpo y problemas de visión y de dicción. Estos problemas son «transitorios», lo que implica que a menudo pueden resolverse en veinticuatro horas. No todo el estrechamiento de los vasos sanguíneos que van al encéfalo producirá una apoplejía. Las apoplejías solo se dan cuando los vasos sanguíneos están obstruidos o rotos.

Para obtener más información sobre las señales de alerta, consulta la página web de la American Stroke Association en www.stroke.org.

Demencia vascular

La demencia vascular se considera la tercera causa principal de demencia en Estados Unidos y puede producirse de forma separada a la enfermedad de Alzheimer, aunque suelen coincidir de forma elevada. Las enfermedades vasculares son provocadas por el estrechamiento y la obstrucción de los vasos sanguíneos que van al cerebro y suponen una de las causas principales de demencia vascular y EA.

En el pasado, la demencia y la EA se describían como un «endureci-miento de las arterias». Hoy en día se han encontrado indicios que sugieren que puede que, al fin y al cabo, esta descripción no fuera tan desencaminada. Así que, ¿cuál es el riesgo de sufrir la EA si uno tiene enfermedades vasculares? En un estudio de veinte años de duración y más de 1.500 participantes que se publicó en el número de 2006 de *The Lancet Neurology*, los investigadores crearon un método sencillo de predecir el riesgo de sufrir demencia en las etapas finales de la vida en personas de mediana edad basándose en sus perfiles médicos. Descubrieron que hay varios factores de riesgo vascular asociados a la demencia, incluyendo la edad avanzada, una peor formación educativa (las personas con educación superior tienden a cuidarse más físicamente), hipertensión, colesterol alto y obesidad. La conclusión es que deberías gestionar, junto a tu doctor, estos factores de riesgo de enfermedades vasculares de un modo agresivo, comentando con él posibles cambios en tu dieta y estilo de vida, además de la posibilidad de tomar medicamentos que abran las vías por donde fluye la sangre.[12]

Enfermedades cardíacas

Las enfermedades cardíacas son un término amplio donde se incluyen varios problemas de salud como, por ejemplo:

- *Arteriosclerosis.* La obstrucción y el estrechamiento de las arterias del corazón que proporcionan un flujo de sangre esencial para su supervivencia.
- *Valvulopatía.* Estrechamiento e inmovilidad de las válvulas del corazón.
- *Arritmia.* Ritmo cardíaco irregular que causa un bombeo ineficiente del corazón.
- *Fallo cardíaco congestivo.* Una incapacidad de bombear sangre de forma suficiente para evitar que la sangre se acumule en los pulmones.

- *Cardiomiopatía*. Debilidad e inmovilidad de las paredes del corazón, formadas por músculos.

Enfermedades cardíacas y alzhéimer en portadores de ApoE

Anteriormente ya hemos visto la función del gen ApoE en el metabolismo de los lípidos. Varios estudios, incluyendo el que llevó a cabo la Mount Sinai School of Medicine y el Departamento de Psiquiatría del Brain Bank en 2011 en la ciudad de Nueva York, han demostrado la conexión entre el gen ApoE y las enfermedades cardíacas. El descubrimiento del gen ApoE para la enfermedad de Alzheimer se dio mientras se realizaba una prueba cardiológica de lípidos. Los investigadores examinaron el corazón y el encéfalo de noventainueve sujetos que no sufrían enfermedades cardiovasculares en el momento de morir. Estos científicos descubrieron que la enfermedad arterial coronaria y la arteriosclerosis (esta en menor medida) tenían una relación significativa con la densidad de placas y ovillos en el encéfalo de los sujetos. Esta relación era especialmente fuerte en aquellos con el alelo ApoE. En otras palabras, la enfermedad arterial coronaria contribuye al riesgo y al alcance de la EA.[13]

Es importante buscar síntomas antes de que las enfermedades se hayan desarrollado demasiado. Con frecuencia, para cuando un paciente ve a un cardiólogo o neurólogo, los síntomas de la enfermedad coronaria o de Alzheimer ya están demasiado avanzados como para poder revertir los daños. Como la hipertensión es un riesgo tanto para las enfermedades cardíacas como para la EA, deberías controlar muy de cerca tu tensión arterial (TA).

Cuando te toman la tensión, el número superior es la presión máxima que tu corazón ejerce al latir (sístole), y el número inferior es la cantidad de presión que hay en tus arterias entre latido y latido (diástole). Cuando la TA sistólica está por encima de 130 de forma constante, pasa a ser motivo de preocupación. Tu doctor puede sugerirte que empieces a reducir tu ingesta de sal, empezar una dieta sana para el corazón y ser más activo físicamente. Hacer estos cambios de estilo de vida es un primer paso importante para tratar la tensión arterial elevada.

Reducir tu ingesta de sodio (seis gramos o menos de sal de mesa) y hacer que tu IMC y tu peso estén en el rango ideal para tu altura, realizar ejercicio aeróbico regular, beber menos alcohol y dejar de fumar pueden ser medidas suficientes para controlar la tensión arterial elevada. Lee las etiquetas de ingredientes antes de comprar alimentos procesados, ya que pueden contener sal invisible. Si te indican que tomes medicamentos, pregúntale a tu doctor sobre el nitrendipino que, como acabamos de mencionar, es un medicamento antihipertensivo eficaz que reduce de forma demostrada la tasa de episodios cardíacos en pacientes hipertensos y con diabetes de tipo 2. Además, se ha demostrado que los bloqueadores de los canales de calcio (BCC) reducen los índices de episodios cardiovasculares y apoplejías en pacientes de edad avanzada con hipertensión sistólica aislada (HSA). Los medicamentos diuréticos que reducen la tensión arterial haciendo que los riñones excreten más sodio y agua también son efectivos. Al reducir el volumen de fluidos en todo tu cuerpo, puedes ensanchar (dilatar) tus vasos sanguíneos. La gestión de la tensión arterial, ya sea a través de elementos diuréticos como de otros medicamentos, puede reducir el riesgo de un fallo cardíaco congestivo en hasta un 75 %.

Y un último apunte sobre la TA y la EA: en un informe de 2017, la National Academies of Sciences, Engineering and Medicine llegó a la conclusión de que la gestión de la tensión arterial (además de la formación cognitiva y la actividad física) puede tener una función a la hora de ayudar a evitar el deterioro cognitivo y la demencia, citando pruebas «alentadoras, aunque no concluyentes».[14] Como científico, aplaudo su precaución. Pero, por otro lado, no creo que haga falta esperar a que se realicen más estudios: si te preocupa la EA, adoptar todos estos hábitos saludables, incluyendo la gestión de la tensión arterial, tiene mucho sentido por varios motivos. Más adelante hablaremos sobre la actividad física y la formación cognitiva.

Traumatismo craneoencefálico

Cada vez aparecen más pruebas de la conexión entre los traumatismos craneoencefálicos (TCE) como factor de riesgo para la demencia de Alzheimer. Los TCE inicialmente se denominaban «síndrome del puñetazo del borracho» (*dementia pugilistica*) porque se creía que estaban asociados con el boxeo. Hoy en día sabemos que los TCE pueden producirse a partir de cualquier lesión repetida en la cabeza durante el deporte donde se produzcan cambios mecánicos en el cerebro, que pueden llevar a la acumulación de ovillos, neuroinflamación crónica y muerte neuronal.

A diferencia de las lesiones craneoencefálicas leves, varios estudios epidemiológicos han demostrado que un único episodio de TCE grave es un factor de riesgo importante para la EA, aunque es necesario que se realicen más estudios para confirmar este descubrimiento. Aun así, los científicos tienen la certeza de que las personas con demencia de Alzheimer la sufren de forma más temprana y con síntomas más severos cuando ha habido un traumatismo craneoencefálico. Además, recibir múltiples golpes en la cabeza puede causar la elongación de las neuronas y las fibras nerviosas, lo que provoca alteraciones en el funcionamiento celular normal en el cerebro. Es posible que recibir golpes repetidos en la cabeza cause apoplejías microscópicas (microhemorragias). Esto puede acabar causando cicatrices en el encéfalo y alterar su misma química. De un modo similar, los veteranos militares que han sufrido conmociones cerebrales por causa de una explosión también corren un riesgo superior de sufrir demencia de Alzheimer.

Debido a esta mayor concienciación del problema, ahora se presta más atención en el mundo de los deportes y en los medios de comunicación a la encefalopatía traumática crónica (CTE, por sus siglas en inglés), una enfermedad neurodegenerativa que daña la parte del encéfalo responsable de los aspectos motores, cognitivos y conductuales. Informes que han aparecido en las noticias sobre atletas profesionales retirados que se han visto implicados en incidentes trágicos, incluyendo el suicidio y el asesinato, afirman que la CTE puede haber sido la causa. En menor medida, la CTE puede causar problemas motores como problemas de dicción, cognitivos y de concentración, y movimientos lentos y descoordinados. Los estudios sobre la CTE han provocado un debate entre los neurólogos sobre el hecho de que las placas y los ovillos se creen como parte de la respuesta del encéfalo ante la lesión. En la CTE, la repetición de la lesión es lo que causa comportamientos impulsivos, falta de control, ira y falta de memoria. Uno de mis pacientes era un jugador de la NFL que me dijo que a menudo se olvida de recoger a sus hijos de la escuela a pesar de los mensajes de texto que le envía su esposa para recordárselo.

Puede que las CTE no sean progresivas como el alzhéimer, pero sí que pueden causar comportamientos agresivos y amnesia graves. Puedes tener una CTE como resultado de una lesión encefálica sin que ello tenga que provocar demencia o alzhéimer pero, si eres portador de ApoE y tienes un traumatismo craneoencefálico, los estudios demuestran que tu demencia progresará a un ritmo mucho más acelerado.

Las conmociones cerebrales son una forma más leve de traumatismo craneoencefálico (TCE) que suelen darse tras sufrir un golpe en la cabeza. Ah, y vamos a romper un mito: no hay pruebas de que una sola conmoción cerebral pueda causar la EA y es mentira que, si te duermes tras una conmoción cerebral, puedes morir. Los síntomas pueden ser:

- Irritabilidad
- Sensibilidad al ruido y la luz
- Dolores de cabeza
- Falta de concentración y atención
- Pérdidas de memoria
- Alteraciones del sueño

En la actualidad no hay biomarcadores fiables de enfermedades neurodegenerativas de aparición tardía después de un TCE, porque un diagnóstico definitivo solo puede realizarse a través de una autopsia. Los investigadores están trabajando en el desarrollo de técnicas de neuroimagen, como el diagnóstico por imágenes con PET de amiloide y tau, cosa que permitiría a los doctores realizar un diagnóstico temprano de CTE y ofrecer intervenciones para la posible prevención de la EA después de un TCE.[15]

Los deportes como el fútbol y el fútbol americano, donde se golpea la pelota con la cabeza, se han vuelto controvertidos: muchos padres prohíben a sus hijos apuntarse a equipos deportivos y algunos entrenadores no permiten a los jugadores de menos de dieciocho años rematar de cabeza, ya que los encéfalos jóvenes son especialmente vulnerables. Si tus hijos (o tú) están participando en deportes o actividades recreativas con peligro de sufrir un impacto craneal (como el ciclismo, esquí, hípica, *hockey* sobre hielo, *lacrosse* y patinaje con patines y monopatín), ¡asegúrate de que usen el casco para proteger sus cabecitas!

Fumar

¿Alguien necesita una razón más para dejar de fumar? Pues si es así, ahí va una: fumar puede ayudar a que aparezca la EA e incluso acelerar su desarrollo.

En 2004 publiqué un artículo en el *Journal of Neurology* sobre un estudio que examinaba cómo el hecho de fumar de forma crónica afectaba a las características patológicas y clínicas del alzhéimer. Mis compañeros y yo descubrimos que los individuos que fumaban cigarros cuando se manifestó su alzhéimer tendían a presentar la enfermedad ocho años antes de la media y, además, también tenían más propensión a morir por su causa ocho años antes. Este efecto no se vio impulsado por la presencia de un gen ApoE, ya que solo observamos a personas no portadoras del alelo. Medimos la cantidad que fumaban estos individuos en paquetes/año (la cantidad de paquetes al día multiplicada por el número de años que llevaban fumando). De nuevo volvimos a descubrir que, cuantos más cigarros fumara el sujeto, antes moría. Si la persona dejaba de fumar antes de la aparición de los síntomas del alzhéimer, el historial anterior en cuanto a consumo de tabaco no influía en la aparición, duración o resultado: los antiguos fumadores no eran diferentes a los no fumadores en términos de su riesgo de sufrir la EA. Nuestro estudio no respaldó la idea de que fumar protege el cerebro ante el alzhéimer (ni el párkinson), como se creía anteriormente, por el suministro de nicotina. Más bien al contrario: los resultados coincidieron con los de los estudios que afirman que fumar contribuye e incluso acelera el desarrollo del alzhéimer.[16]

¿Recuerdas a la doctora Rachel Whitmer, la científica que llevó a cabo investigaciones sobre la diabetes, la demencia vascular, la obesidad y la EA en el Kaiser Permanente en Oakland? En 2011 participó en otro estudio con otros compañeros de profesión sobre los efectos neurológicos de fumar en la edad madura y llegó a la siguiente conclusión: «Fumar de forma intensa en la edad madura está asociado a un aumento superior al 100 % del riesgo de sufrir demencia, alzhéimer y enfermedades vasculares más de dos décadas más tarde. Estos resultados sugieren que el encéfalo no es inmune a las consecuencias a largo plazo de fumar de forma intensa».[17]

Tras esto, es obvio que lo mejor que puedes hacer en este aspecto es dejar de fumar. Consulta el capítulo de recursos para encontrar grupos de apoyo que pueden ayudarte a dejarlo.

Depresión

Aunque la depresión afecta a personas de todas las edades, no resulta sorprendente que aquellas que sufren alzhéimer sean especialmente vulnerables. La depresión también puede ser un indicio temprano de la demencia que aparece antes que la pérdida de memoria.

Como miembro del grupo Alzheimer's Genetic Epidemiology (MIRAGE), mis compañeros y yo hemos examinado a casi dos mil personas con la EA y a más de dos mil de sus familiares no afectados. Descubrimos una relación significativa entre los síntomas de la depresión y el desarrollo de la EA. Las personas con un diagnóstico de alzhéimer tenían una tendencia de casi el doble de probabilidades de haber mostrado síntomas de depresión en el año anterior al diagnóstico (en comparación con sus familiares sin demencia). Lo que resulta todavía más fascinante es que los síntomas de depresión de forma temprana en la vida, hasta veinticinco años antes del diagnóstico de alzhéimer, son un predictor de la EA. Este informe nos llevó a concluir que la depresión es un factor de riesgo para la aparición posterior de la EA.

En el caso de Jamie, la causalidad seguramente fue inversa. Como has leído, descubrir que era una bomba de relojería genética la abocó a la depresión. El modo en que consiguió salir de ella, que es el tema del siguiente capítulo, es un emocionante recordatorio de que este es otro factor de riesgo en el que se puede hacer algo al respecto.

CAPÍTULO 9

Y apareció BABES

M i Toyota Sienna de 2009 es el tipo de furgoneta con el que las madres llevan a sus hijos a jugar al fútbol. Pero, como no tengo ni hijos ni demasiado interés por el fútbol, la usé para cargar montones de flores para distintos eventos de voluntariado, tanto por la zona montañosa de Ramona como «colina abajo», que es nuestra forma de referirnos a San Diego.

A esta furgoneta la llamaba mi «Babemóvil», y ese soleado día entre semana en concreto yo estaba rezando para que me ayudara a reconducirme de vuelta al camino de la cordura.

En ese punto me estaba empezando a implicar más en el Alzheimer's Disease Research Center (ADRC). También estaba aprendiendo más sobre la enfermedad que parecía estar destinada a tener que sufrir. A través de mi continuada participación en el estudio del Banner y como representante, ahora ya bien conocida y apreciada, de aquellos que habían heredado una mala combinación genética, sentía que yo también estaba aportando mi granito de arena a la hora de combatir también la EA.

Pero ahora había llegado el momento de cuidar de mí misma.

Mi depresión, mis crisis, mis miedos... Podía dejar todo esto de lado el tiempo suficiente como para conservar la compostura cuando hablaba ante el público en un evento del ADRC o a los medios de comunicación. Pero cuando estaba sola o en casa, la depresión volvía a invadirme con lentitud y me dejaba desconsolada y desesperada.

Mi antiguo yo, más valiente y capaz, parecía haberme abandonado. ¿Dónde estaba aquella enfermera joven que podía ayudar a restañar la hemorragia de un encéfalo destrozado por una bala sin perder la calma? ¿Dónde estaba la joven que podía enfrentarse a un arrogante y veterano doctor para defender a un paciente? ¿Y la comercial con la confianza y las agallas para cerrar un trato importante? ¿Y la ejecutiva de *marketing* que cruzaba el oeste de Estados Unidos de un lado a otro en avión? ¡Necesitaba volver a ser así! Echaba de menos a la persona que había sido en aquellas épocas.

¿Acaso todas mis vidas anteriores no habían sido más que un espejismo?

En comparación, la Jamie de mediana edad no podía siquiera leer un artículo sobre una investigación sin ser presa de la ansiedad. Mi mente seguía plagada por visiones de placas extendiéndose por mi cerebro. Lo que es más, fuera del doctor Reiman y sus colegas, me sentía intimidada ante la idea de tratar con una autoridad médica masculina debido a mis experiencias durante el estudio de 2009.

Me sentía frustrada. Incluso la infinita paciencia de Doug parecía empezar a agotarse.

Doug tenía un amigo en su trabajo, Marc Reeseman, un psicólogo, que pensó que podría serme útil hablar con alguien. Conocía mi historia y comprendió que necesitaba un respiro del mundo de la medicina y la investigación científica, dominado mayoritariamente por hombres, en el que ahora yo me estaba sumergiendo. También comprendía que necesitaba una terapeuta mujer y que pudiera mostrar empatía por el tipo de trauma que había sufrido. No necesitaba a otra persona más diciéndome «Venga, supéralo y sigue adelante con tu vida», como si me acabaran de hacer un placaje en una partida de fútbol americano y ahora tuviera que ponerme en pie, sacudirme el polvo y volver a mi posición para la siguiente jugada.

Por muy disparatado que pueda parecer, ese *es* el consejo que había oído de algunos amigos: levantarme y seguir adelante con mi vida. Sé que era un consejo normalmente sincero y bienintencionado. Y créeme, ¡me hubiera encantado que todo volviera a ser como era antes de abril de 2009 con solo chasquear los dedos! Para entonces, mi mayor problema de salud era mi misteriosa enfermedad, que quizá era esclerosis múltiple o quizá no. Aparte de cierta debilidad ocasional en las piernas, los síntomas corporales habían desaparecido ya hacía mucho. Ahora el dolor, la fragilidad y el desequilibrio ya no parecían estar en mis extremidades o en mi forma de andar, sino en mi corazón y en mi cabeza, resultado del inesperado y abrumador zarandeo a manos de una enfermedad terrible y debilitante que todavía no sufría y en la que a duras penas había pensado antes de que me informaran, sin demasiados preámbulos, de que era muy probable que acabara convirtiéndome en una de las víctimas de la EA.

En aquel punto de mi vida se me ocurrió que ¡estaba sufriendo una enfermedad sin realmente tenerla todavía! ¿Había alguien que pudiera solucionar esta situación? Pues sí: la doctora Adrianne Ahern.

La doctora Ahern era escritora y psicóloga con un doctorado y una próspera consulta cerca de Del Mar. Y, lo que era más importante, se trataba de una mujer con fama de preocuparse y mostrar compasión con sus pacientes.

—Me parece que te va a gustar, Jamie —me dijo Marc, el amigo de Doug—. Es una persona muy amable.

Me pareció buena idea. Un poquito de amabilidad no me iría mal.

La consulta de la doctora Ahern estaba en uno de esos anodinos edificios de oficinas, asépticos, silenciosos como una biblioteca, pero también anónimos. Cada puerta es una consulta distinta. Y cada puerta está cerrada. Al principio me sentía preocupada. A ver si su forma de tratarme era tan fría como su espacio...

Pero no, para nada. Cuando entré en su oficina, el personal de recepción fue muy amable y me llamaron por el nombre de pila. Me ofrecieron un vaso de agua, me animaron a sentarme y me dijeron que no iba a tener que esperar demasiado.

Pocos minutos después la doctora Ahern salió en persona y me acompañó a su despacho. Era un espacio pequeño, íntimo y acogedor. Lo que más me impresionó fue una enorme y preciosa estantería de madera, llena de tomos que no eran los típicos manuales de referencia que suelen tener los doctores, sino libros que las personas normales han leído o de los que han oído hablar. Vi algunas de las obras de Deepak Chopra, además de un ejemplar del propio libro de autoayuda de la doctora Ahern, *Back in Charge* [De nuevo bajo control].

Siempre me fijo en la sonrisa de las personas: la de ella era radiante. Con su pelo oscuro ondulado y sus tacones altos, se la veía pulcra y profesional. Me invitó a sentarme en un exquisito sillón de cuero rojo ante el suyo, de color negro.

—Encantada de conocerte, Jamie —me dijo en cuanto nos hubimos sentado—. Cuéntame, ¿qué te trae por aquí?

Aunque una parte de mí quería abrirse completamente a esta mujer a la que acababa de conocer, me contuve. Ahí la tenía, delante de mí: sosegada, competente, atractiva. Y ahí estaba yo: loca, confusa, fea. Al menos, yo me sentía así. Insegura e inferior; no solo en comparación con la doctora Ahern, sino con cualquier otra persona en el mundo que no hubiera nacido con un conjunto duplicado del odioso gen ApoE4.

¿Cómo iba a comprender esta aparente supermujer a un producto defectuoso como yo?

Pero, ya que me lo había preguntado, le conté mi historia, una versión abreviada de la que ya has leído. Para mi sorpresa (¿quién iba a pensar que una supermujer podía verse afectada por las meras palabras?), pareció quedarse completamente atónita ante mi experiencia. Cuando terminé de contarle mi historia de infortunio genético, me preguntó sin tapujos:

—¿Alguna vez has pensado en suicidarte, Jamie?

Mentir no tenía ningún sentido.

—Sí —repuse, meneando la cabeza—. Alguna vez sí.

—¿Y tienes algún plan?

—Pues sí, le he dado vueltas. Me había planteado hacerlo con pastillas, porque quiero dejar un cadáver bien bonito.

Ella no rio ante mi amago de humor y continuó evaluando mis intenciones.

—¿Y cómo te sientes ahora al respecto?

—Pues ahora mismo no pienso mucho en ello —respondí—. O sea, en los últimos meses quizá sí pero hoy... en este momento, pues no.

—Entonces, ¿cómo *te sientes* ahora?

—Pues me siento como si estuviera cayendo en un abismo del que no podré volver a salir —callé un momento—. Y espero que me puedas lanzar un salvavidas.

La doctora Ahern, que ya me había invitado a tutearla, asintió, pensativa. Después me miró directamente a los ojos.

—Para mí está claro que has pasado por un trauma, Jamie. Pero creo que te puedo ayudar a superar esta situación. Pienso que podemos sacarte de este abismo.

Me entraron ganas de abrazarla. Aquella noche, conduciendo de vuelta a casa, me sentí mucho mejor de lo que me había sentido en semanas. La doctora Ahern había validado mis sentimientos. Había reconocido que yo había pasado por una experiencia traumática y, para mí, solo eso ya suponía una pequeña victoria, ya que había estado incluso planteándome que todo lo que sentía eran imaginaciones mías y que, como algunos me habían sugerido, estaba reaccionando exageradamente y debía limitarme a aceptar mi situación, como otros ya habían hecho antes que yo.

Cuando llevábamos aproximadamente seis semanas de sesiones, la doctora puso nombre a mis sentimientos.

—¿TEPT? —exclamé cuando me lo dijo la doctora Ahern—. Pensaba que solo los militares tenían trastorno por estrés postraumático.

—La definición ahora es más amplia —repuso ella, explicándome la nueva descripción del trastorno—. Es, en esencia, una reacción normal ante una situación anormal.

Bueno, está claro que la descripción se ceñía a lo que me había pasado. ¡Todavía no había conocido a nadie a quien mi experiencia no le pareciera extraña y abrumadora!

La doctora entonces pasó a explicarme que el TEPT ahora se considera, entre los profesionales de salud mental, como algo que puede afectar a cualquier persona que haya sufrido una experiencia traumática, ya sea en la vida civil o militar. En el *Manual diagnóstico y estadístico de los trastornos mentales* de la Asociación Estadounidense de Psiquiatría, el TEPT se caracteriza por tres conjuntos de síntomas: revivir el suceso a través de sueños y recuerdos intrusivos, evitación emocional como intentar no acercarse a recordatorios del trauma y desvincularse emocionalmente de otros, y una hiperexcitación que hace que el paciente se asuste con facilidad, duerma mal y esté alerta ante posibles amenazas. Estos problemas deben durar al menos un mes para que puedan calificarse como trastorno de estrés postraumático.

—Y, efectivamente, tú tienes algunos de estos síntomas —me dijo la doctora Ahern.

Empecé a leer más sobre el TEPT y en las sesiones siguientes la doctora ahondó más en su explicación. Señaló, por ejemplo, mis pesadillas recurrentes. La más reciente, que ya le había contado algunas sesiones antes, era realmente espeluznante. En ella, yo intentaba desesperadamente evitar que unos atacantes entraran en mi casa. Esos desconocidos sin rostro golpeaban la puerta de entrada, cortándola y rajándola, y yo intentaba detenerlos sin éxito. Les intentaba propinar puñetazos pero no conseguía hacerles daño. En otra variación de ese sueño, me habían disparado y la sangre salía a chorro de las heridas de mi pecho. Pero, aun así, yo seguía lanzándome convulsamente contra mis anónimos oponentes. A veces me oía preguntarme «¿Voy a sobrevivir? ¿Voy a sobrevivir?». En ocasiones me levantaba gritando.

La doctora Ahern me ayudó a interpretar esos sueños. Finalmente llegué a la conclusión de que los invasores, cuyas caras no pude discernir nunca, eran aquellas personas que me trataron de forma tan insensible tras darme los resultados en 2009 que provocaron que me sumiera en la depresión. Yo había sufrido una injusticia y me habían pintado un posible futuro terrible. Pero también acabé advirtiendo, durante las sesiones, que ellos no eran los únicos que me daban miedo. Era la misma enfermedad de Alzheimer la que, en mis sueños, intentaba invadir el santuario de mi casa y mi vida, y secuestrarme.

Aun así, seguí adelante: ¡estaba luchando por mi vida!

Pronto, mi ansiedad empezó a reducirse y mis pesadillas se volvieron más infrecuentes. Para mí esto fue un tremendo avance. Pero, por otro lado, también percibía que me encontraba en un momento crítico. Yo sabía que no estaba majareta (o, al menos, no del todo). Ahora, ¿qué era lo siguiente? Ante mí se perfilaban dos opciones bien definidas.

—Siento que me encuentro en una encrucijada de dos caminos, Adrianne.

(Ambas nos dirigíamos a la otra por el nombre de pila).

—¿Y cómo son esos caminos? —me preguntó.

—Bueno, uno de los dos es bastante oscuro.

Le expliqué que ese camino implicaba emprender acciones legales contra el doctor Leyland y su organización. Y dada toda la atención que empezaba a dedicarse a los resultados de las pruebas genéticas desde los años que habían pasado desde que yo me hice la mía, seguramente podría presentar un caso sólido ante el tribunal.

Adrianne frunció el ceño.

—Vale, ¿y cómo es el otro camino?

—Algo más positivo.

Yo no estaba del todo segura de cómo iba a ser esta otra opción, pero tenía la sensación de que seguramente implicaba poner en práctica algunos de mis recursos y habilidades para implicarme más en la lucha, la lucha contra el otro invasor de mis pesadillas: la mismísima enfermedad de Alzheimer.

Adrianne me escuchó con atención.

—Así que, básicamente, puedes elegir entre un camino oscuro y un camino lleno de luz.

—Sí, algo así.

—¿Y cuál crees que aportará más alegría a tu vida? — Adrianne se detuvo un momento antes de proseguir—.

Ya sabes que no puedo decirte cuál debes seguir. Pero te conozco lo suficiente como para saber que será el camino de la luz.

El camino adecuado. El camino de la *luz*. Y, por supuesto, la doctora volvía a tener razón.

Estaba claro que me habría gustado recibir disculpas y que me aseguraran que nadie más tendría que pasar por lo mismo que yo, pero todo eso estaba ya en el pasado. Y dado el hecho de que veía con frecuencia anuncios de servicios de pruebas genéticas por la tele, sospechaba que seguía habiendo muchas personas que abrían un PDF o hacían clic en un enlace para encontrarse con una noticia alarmante sobre su estado genético y, seguramente, de forma completamente fuera de contexto. A mí me gustaría que no se les transmitiera esta información vital de ese modo, pero dudaba poder hacer que mucha gente cambiara de idea consiguiendo que un investigador del sur de California admitiera que su modo de gestionar la situación había sido incorrecto.

Por otro lado, lo que realmente quería era mucho más importante que una disculpa por lo que había sucedido en el pasado. Era hora de empezar a mirar al futuro.

Desde que mi estado genético había salido a relucir en 2009, yo había aprendido muchísimo sobre el funcionamiento y el alcance del alzhéimer. Ahora veía con más claridad que nunca lo amplia y profunda que era la epidemia, y cómo esta afectaba a las víctimas y a sus familias. E, igual que en mi sueño, había una gran posibilidad de que esta enfermedad sin rostro fuera a por mí antes de que pasara mucho tiempo. Pero, si se daba el caso, yo iba a caer luchando.

Sabía que todavía tenía las fuerzas necesarias para conseguirlo. Por fin parecía recobrar la tenacidad de la Jamie del pasado: la enfermera de quirófano, la comercial, la ejecutiva.

Los expertos del Banner y del ADRC me habían explicado que el mejor modo de combatir esto era a través de la investigación, que finalmente acabaría produciendo mejores tratamientos o medidas de prevención. Mi trabajo como voluntaria en el ADRC y mi participación en el estudio de investigación del Banner eran pasos significativos pero pequeños. Yo podía hacer mucho más. Si me tomaba esta lucha en serio, había llegado la hora de subir el nivel. Necesitaba otra arma.

A MI MANERA

Yo ya llevaba en el ADRC el tiempo suficiente como para saber que, como pasa con la mayoría de las organizaciones sin ánimo de lucro, la savia vital para que la misión siguiera adelante (y, en este caso, para que los laboratorios de investigación siguieran en marcha) era el dinero.

Quizá yo podía hacer algo al respecto.

Le pregunté a Mary Sundsmo, directora del programa del Alzheimer's Disease Research Center, si podía organizar una recogida de fondos para el ADRC. Mary suspiró.

—Jamie, me encantaría, pero cualquier recogida de fondos para nosotros tiene que hacerse a través de la universidad.

No hizo falta que me dijera nada más. Como pasa con todas las grandes organizaciones, eso significaba que había que seguir directrices y protocolos, y superar nivel tras nivel de aprobación y papeleos.

Necesitaba recolectar fondos a mi manera.

—Vale, pues a ver qué te parece esta idea. ¿Qué pasa si fundo mi propia organización privada sin ánimo de lucro? De ese modo, podría recaudar el dinero y donarlo directamente.

Vi un centelleo en los ojos de Mary.

—Podría funcionar, sí.

—Así, en vez de organizarlo todo aquí y tener que cumplir con todos los requisitos y que otros me estén diciendo «no puedes hacer eso o aquello», ¡puedo limitarme a hacerlo a mi manera!

—Estoy segura de que lo harás genial, Jamie. Pero será muchísimo trabajo.

—Pues valdrá la pena si puedo conseguir que ustedes avancen aunque sea un solo milímetro para conseguir vencer esta enfermedad.

Mary sonrió.

—Me hará mucha ilusión ver qué se te va a ocurrir.

Un evento de recaudación de fondos era exactamente lo que tenía en mente.

—Pues me pongo ya en ello. Ay, por cierto —añadí, advirtiendo la preciosa camisa color coral de Mary—, ¡esa blusa te queda maravillosa!

Coral. Organización privada sin ánimo de lucro. Investigación. EA. ADRC. Mary. El camino de la luz. Todo esto me iba dando vueltas en la cabeza cuando me subí al Babemóvil para volver a casa.

Un nombre. Necesitaba un nombre para esta nueva organización que iba a crear. El nombre era esencial.

Me di cuenta de que estaba pensando en lo bien que me lo había pasado con esa furgoneta con el resto de las Babes, un grupo de unas quince mujeres de Ramona. Habíamos pasado muchas divertidas noches de chicas en el Babemóvil. Incluso habíamos celebrado la fiesta del septuagésimo cumpleaños de una amiga en esa furgoneta: engalanamos el interior con globos, me metí en su patio delantero y la invité a subir y, cuando abrió la puerta lateral... ¡sorpresa! Empezaron a salir globos y amigos del vehículo.

Ah, sí, qué buenos recuerdos en el Babemóvil.

Fue entonces cuando se me ocurrió. Llamé a mi amiga Lynn, una de las Babes más prominentes, y le expliqué mi idea de empezar una organización sin ánimo de lucro.

—Además, creo que ya tengo el nombre —proseguí—. ¿Estás lista?

—¡Dímelo, sí!

—Beating Alzheimer's by Embracing Science [Vencer al alzhéimer a través de la ciencia] o, para abreviar, «BABES».

—¡Guau, es perfecto! ¡BABES! Cuenta conmigo.

A todo el mundo le encantó excepto a nuestro asesor legal, Robert. Robert me estaba explicando el proceso de fundar una corporación con designación sin ánimo de lucro del tipo 501(c)(3). Cuando ya estábamos terminando, carraspeó.

—Solo una cosita más.

—¿Qué?

—El nombre.

—¿Qué le pasa al nombre?

—¿BABES? ¿«Las nenas»? Esto puede ser una señal de alarma para el Servicio de Rentas Internas. Puede que piensen que estás montando una organización sin ánimo de lucro que en realidad es solo una excusa para que un puñado de mujeres salgan por ahí a beberse una copita de vino y solucionar todos los problemas del mundo.

—Robert, ¿me estás diciendo que el Servicio de Rentas Internas lo llevan un montón de hombres sexistas? Porque parece que me estés diciendo eso.

El pobre Robert no sabía dónde meterse. Es un buen hombre que vela por mis intereses pero, como les pasa a muchos buenos hombres, a veces no se da cuenta de que dice cosas que, sin querer, suponen un desprecio hacia las mujeres. Me pidió disculpas.

—No te preocupes. Ya sé que no querías decir eso. Puede que queramos hacer la gracia con el nombre y con los eventos. Pero el objetivo aquí es recaudar dinero para investigación que puede acabar por salvar muchísimas vidas algún día. Y en esto sí que voy con total seriedad.

Más adelante acabé contratando a una asesora legal para completar el proceso. El nombre le encantó. Al parecer, hacía falta ser una nena para captar el concepto de BABES, «Las nenas».

¡Ya estábamos en marcha!

BABE BLING, «EL BRILLO DE LAS NENAS»

Nuestro primer evento de recaudación fue en una bodega local. Lo denominamos «Adopta una vid y tómate un vinito». Por un donativo extra los asistentes podían adoptar una vid. Si lo hacían, se les invitaba más adelante a venir a ayudar a recoger las uvas.

Con la ayuda del resto de Babes, todas ansiosas por colaborar, me pasé horas creando etiquetas para los nombres, hablando con la bodega, diseñando los certificados de adopción y ayudando a promover el evento. Llevaba mucho tiempo sin sentir esa alegría. Parecía que la oscuridad empezaba a desvanecerse. Las cosas empezaban a tomar un rumbo más positivo. ¡Eso del camino de la luz me gustaba!

Unas cincuenta personas asistieron al evento y BABES recaudó seis mil dólares. Un inicio respetable. Mary Sundsmo asistió y estuvo encantada.

—Vaya, qué debut más magnífico —me dijo al terminar—. Estoy orgullosa de ti, Jamie.

Para nuestra segunda campaña de recaudación de fondos tuve una idea: pulseras. El Babemóvil y yo fuimos a hacerle una visita a The Bead

Store, una tienda mayorista en San Diego. Entré a la trastienda, donde tenían varias muestras de pulseras. La que me cautivó tenía cuentas brillantes de color coral (que venían directamente de China) y cristales checos. Me acordé de la blusa color coral que llevaba Mary cuando le propuse la idea. Qué bonita coincidencia.

—¡Esa! —le dije al propietario—. ¿Me pueden hacer unas quinientas de ese modelo?

Tras contarle mi historia y para qué iban a ser las pulseras, el hombre decidió dejármelas a mitad de precio.

Promocionamos las pulseras en nuestra nueva página web y por el boca a boca. Por cada donativo regalábamos la pulsera, a las que acabamos bautizando como Babe Bling, «El brillo de las nenas». Todo el mundo quería una. Una tarde, poco después de haber empezado la campaña, entré al supermercado del pueblo y la cajera adolescente se fijó en mi pulsera.

—Anda, eso me suena —me dijo, emocionada—. Es para el alzhéimer, ¿verdad?

—Pues sí —le dije, quitándomela y tendiéndosela—. Y ahora es tuya. ¡Haz que corra la voz!

Incluso Doug quería formar parte.

—Oye, ¿puedo estar yo también en BABES? —me preguntó una noche.

—Pero Doug, tú eres un chico.

Hizo ver que se sentía ofendido.

—Bueno, los hombres de verdad también pueden ser Babes, para que lo sepas.

Y, realmente, no le faltaba razón. Aunque yo estuviera dirigiéndome de forma deliberada a las mujeres, tampoco quería excluir a la mitad del mercado. Las organizaciones benéficas de éxito contra el cáncer de mama habían involucrado también a los hombres en su causa, y BABES no iba a ser menos.

—Pues tienes razón —dije, y le tendí una pulsera—. Te declaro oficialmente una de las Babes.

—Ay, qué bien —me dijo, con una sonrisa.

Finalmente acabamos regalando más de quinientas pulseras a cambio de un donativo sugerido y fue muy divertido, pero la campaña también me enseñó una importante lección. Yo sabía que BABES nunca iba a competir con las grandes organizaciones contra el alzhéimer, ni tampoco era esa mi intención. Como mucho, lo que queríamos era respaldar el gran trabajo que tantas instituciones estaban llevando a cabo. Pero si queríamos tener éxito íbamos a tener que ser creativas y tener mucha imaginación. Las pulseras nos ayudaron a destacar en el área de San Diego e incluso más allá. Esas pequeñas baratijas de color coral acabaron por abrirme camino en el Capitolio de Estados Unidos en Washington D.C. y, además, me mostraron un aspecto totalmente nuevo de mi trabajo con el alzhéimer.

A TODA MÁQUINA

Me enderecé de repente en la silla cuando abrí mi bandeja de entrada: tenía un correo electrónico de Meryl Comer. Meryl era un peso pesado en el mundo del alzhéimer. Anteriormente había sido periodista televisiva y en la actualidad es presidenta y directora ejecutiva de la Geoffrey Beene Foundation Alzheimer's Initiative, además de miembro de la junta de UsAgainstAlzheimer's, otra organización muy importante en la investigación de la EA. Me había puesto en contacto con USA2 (como se denominan a sí mismos) algunas semanas antes para presentarme, hablarles de BABES y preguntarles si había algún modo de que pudiéramos colaborar.

Meryl estaba dispuesta a aceptar mi oferta. En su correo electrónico me invitaba a ser miembro fundador de un nuevo grupo,

WomenAgainstAlzheimer's. Una de sus prioridades era organizar un congreso de mujeres en Washington para presentar una solicitud de recibir más fondos ante los miembros del Congreso.

Tras colaborar con el ADRC, tenía presente que esta era una prioridad importante. La EA estaba casi al final de la lista para recibir fondos para investigaciones, pero era una de las enfermedades que más recursos consumía en su tratamiento. No tenía ningún sentido, como remarcaba Meryl elocuentemente en muchas entrevistas.

«Tenemos que librar una guerra contra el alzhéimer, igual que hemos hecho con el cáncer», explicó en una entrevista de un blog sobre la vejez. «¿Cómo puede ser que el gobierno gaste doscientos mil millones de dólares al año en cuidados y menos del uno por ciento de esa cantidad en investigación? Tenemos que investigarlo de forma intensiva para encontrar terapias, igual que con el VIH/sida y el cáncer».

Exactamente lo que yo misma opinaba. Le dije a Meryl que podía contar conmigo. Y así fue como, unos meses más tarde, en mayo de 2013, yo y otras treintaisiete mujeres representantes de organizaciones de todo el país relacionadas con el alzhéimer asistimos a un evento en The Phillips Collection de Washington D.C. Éramos las fundadoras del nuevo grupo WomenAgainstAlzheimer's y habíamos ido a Washington a pedirles a los miembros del Congreso que aumentaran los fondos para la investigación de la enfermedad.

La cena, a la que asistieron un centenar de personas, fue nuestro pistoletazo de salida. Inaugurado en 1921, The Phillips Collection fue el primer museo del país dedicado al arte moderno. Cuando nos reunimos para sacarnos una foto de grupo, nos recordaron que debíamos ir con cuidado de no golpear sin querer alguno de los cuadros. La verdad es que todas íbamos con tacones y andábamos un pelín inestables. La situación me pareció bastante graciosa. «Sería bastante típico de mí que precisamente ahora perdiera el equilibrio y me estampara contra la pared», pensé para mis adentros. Me imaginé lo que pasaría después. «Ay, cuánto lo siento, ¡he rajado de arriba abajo ese Van Gogh de valor incalculable! Pero se puede arreglar con un poquito de pegamento, ¿verdad?».

Por suerte, yo y el resto de la gente nos mantuvimos en pie. Después disfrutamos de una cena maravillosa, cortesía del cofundador de UsAgainstAlzheimer's, George Vradenburg.

Sonreí a la mujer que se sentaba a mi lado y me presenté.

—Encantada, yo soy Annie Kuster —replicó ella.

Se trataba de la diputada Annie Kuster, congresista de Nuevo Hampshire. Annie parecía tener una sincera curiosidad por mi historia y, cuando le hablé de mí y le ofrecí una de nuestras pulseras (por supuesto, yo llevaba una caja llena), se rio.

—¡Son muy bonitas! —me dijo.

Le dije que el día siguiente iba a encontrarme con la diputada Susan Davis, de un distrito de California cerca del mío.

—Ah, conozco a Susan —repuso Annie—. Es amiga mía.

—¿En serio? —Metí la mano en el bolso y saqué otra pulsera. —Por si la ves antes que yo, ¿te importaría darle una de estas de mi parte?

Annie volvió a reír.

—Pues sí, claro.

La mañana siguiente teníamos varias reuniones programadas. La recién formada WomenAgainstAlzheimer's estaba haciendo presión para que los National Institutes of Health (NIH) asignaran más dinero a la investigación del alzhéimer. En grupos de tres o cuatro nos reuníamos con personal de varios miembros del Congreso, les contábamos brevemente nuestra historia y argumentábamos que necesitábamos más fondos. Mi discurso era bien sencillo: les contaba mi riesgo genético y les sugería que, si no aumentaban los fondos para ayudar a encontrar una cura, podía convertirme en breve en una de las víctimas de la enfermedad.

La expresión de las caras del ya hastiado personal de los congresistas (que ya estaban acostumbrados a que cada día vinieran personas única-mente a pedirles cosas) sugería que mi historia surtía efecto.

Nuestros esfuerzos, junto con los de otras organizaciones, dieron resultado: los fondos que los NIH dedican a la investigación de la EA han aumentado cada año desde 2013.

Mi última cita del día era con la congresista Davis. Para entonces yo ya llevaba horas andando, recorriendo el Capitolio de un lado a otro, y me dolían los pies (o, como decimos en Ramona, «me ladraban los perros»). Pero todavía me quedaban pulseras por repartir y un importante mensaje por entregar.

Me reuní con un chico del personal de la congresista Davis, un joven que bien podría haber sido el hijo que nunca tuve. Me escuchó y, claramente conmovido por lo que le dije, me prometió que lo hablaría con su jefa.

—Sé que a ella le preocupa este problema —me explicó el chico—. Me aseguraré de que reciba esta información.

Le di una pulserita para su novia.

—O para tu madre —dije, al ver que se ruborizaba.

Nos estrechamos la mano y, mientras salía de la oficina y giraba la esquina al fondo del pasillo, me topé con la mismísima congresista Davis (cuya cara conocía de haberla visto en los periódicos de mi pueblo) caminando hacia mí mientras volvía de otra reunión.

—Hola —dije—. Tú debes de ser Susan Davis.

La congresista me estudió durante un segundó y de repente soltó:

—Ay, ¡tú eres la de las pulseras!

Le di las gracias mentalmente a Annie Kuster.

—Sí, esa soy yo —respondí—. Y quisiera poder contarte un poco más qué es lo que necesitamos para luchar contra el alzhéimer.

Susan prometió reunirse conmigo de forma individual cuando ambas estuviéramos de vuelta en San Diego y cumplió su palabra. Y no solo nos reunimos, sino que la representante Davis posteriormente asistió a algunos de nuestros eventos de recaudación de fondos, con la pulsera oficial de las BABES puesta.

Tras el congreso y mis subsecuentes encuentros con Susan, tuve la percepción de que mi papel y el de BABES estaba empezando a cambiar. Sí, éramos y seguimos siendo una organización comprometida a recolectar fondos para la investigación del alzhéimer. Pero, además de mi pulsera, empecé a observar que mi historia y mi inusual estado como 4/4 llamaban la atención en el mundo de la EA. Supongo que tampoco me iba mal mi experiencia como comercial. Empecé a caer en la cuenta de que podía hacer tanto como portavoz nacional para la investigación del alzhéimer como a través de las recaudaciones de fondos locales.

También quedé tremendamente impresionada con las personas tras UsAgainstAlzheimer's, Meryl Comer y George y Trish Vradenburg. Igual que pasa con la mayoría de las personas implicadas en esta causa, todos ellos habían visto a alguno de sus seres queridos sufrir por la EA. Trish, que tuvo una carrera larga y de éxito como guionista televisiva antes de morir de un ataque al corazón en 2017, escribió una obra, *Surviving Grace* [Gracia superviviente], sobre cómo se enfrentó a la lucha de su madre con la EA. Fuimos a una lectura de la obra en Washington D.C. y me pareció que realmente reflejaba las frustraciones y el profundo dolor de la enfermedad desde la perspectiva del que cuida al paciente.

Les sugerí a George, Trish y Meryl que lleváramos *Surviving Grace* al oeste. Propuse hacerlo como colaboración conjunta entre BABES y WomenAgainstAlzheimer's. Meryl, que me había pedido que fuera los ojos y oídos de la organización en la costa oeste, se mostró entusiasmada.

—¡Claro! ¡Hagámoslo! —respondió.

Aunque me encantaría poderme añadir el título de «Productora ejecutiva» en mi currículum, tengo que ser sincera: *ellos* fueron quienes se encargaron de la mayor parte del trabajo. Un equipo organizador vino en avión hasta San Diego, encontró el lugar donde hacer la representación (el Joan Kroc Theater), además de personas famosas que leyeran los papeles, y se encargaron de hacer casi todo el resto de los preparativos.

El reparto era espectacular: la actriz Marilu Henner era una de las lectoras, del mismo modo que una antigua locutora de la NPR, Diane Rehm. Se agotaron las entradas y parece que todo el mundo quedó encantado con el espectáculo. Me inundó la alegría cuando me enteré de que la filántropa Darlene Shiley, la mujer que dio nombre al centro Shiley-Marcos Alzheimer's Disease Research Center, había estado entre el público y había hecho un generosísimo donativo al ADRC.

Mi mayor aportación a la producción de *Surviving Grace* en San Diego fue la presencia de una de las lectoras estrella. A través de una de mis amigas pudimos conseguir que la cantante Helen Reddy participara. Sentada entre el público aquella noche, escuchando a la mujer cuya canción número 1 *I Am Woman* había sido uno de los primeros himnos feministas de los 70, no pude evitar pensar que yo también estaba rugiendo, y ya no desde el dolor y la desesperación que había sufrido en los meses y años antes de conocer mi riesgo de tener alzhéimer.

Del mismo modo que el Babemóvil que tan bien me había servido, yo también empezaba a avanzar a toda máquina. Y aunque el camino que tenía por delante pudiera ser incierto, estaba disfrutando del viaje.

CAPÍTULO 10

Convirtiéndome
en cuidadora

Intenté ensayar mentalmente lo que le iba a decir al encargado del supermercado Sprouts de comida natural que había en Rancho Bernardo.

«"Hola, solo quiero hacerte saber que a mi padre le da por hurtar en las tiendas". Ay, no. Va a llamar a la policía sin pensarlo dos veces. Necesito algo mejor. "Hola, ¿qué tal? ¿Ves a ese hombre con el mostacho blanco en la sección de los dulces? Está intentando desplumarte. Pero no es su culpa". No, no, tampoco».

Finalmente encontré la fórmula adecuada.

—Hola, ¿qué tal? Solo quería decirte que mi padre tiene alzhéimer y que, a veces, se mete cosas en los bolsillos y se olvida de pagarlas. Pero no te preocupes, yo me encargo de pagarlo todo.

Ah, qué maravilloso es esto de cuidar a un paciente con alzhéimer.

Les conté a algunos de mis familiares este incidente y todos nos reímos un buen rato. Pero los momentos divertidos de un cuidador no son demasiados, como descubrí yo misma cuando a mi padre le diagnosticaron la EA en 2008, el año antes de que yo descubriera mi propio estado como 4/4.

Cuando mi padre tenía setenta y pocos años, Jane, su mujer desde hacía treinta años (se casaron después de que mi padre y mi madre se separaran) me transmitió su preocupación por la confusión que a veces mostraba mi padre en algunas situaciones. En aquel momento no quise decirle lo que yo ya sabía en mi interior: mi padre mostraba indicios de la EA. Jane lo llevó a su médico, quien le diagnosticó una depresión y le recetó un antidepresivo. Yo me quedé satisfecha con este diagnóstico, aunque por aquel entonces no tenía ni idea de que la depresión puede ser uno de los primeros cambios que se ven en las personas con la EA.

Pero el estado de mi padre siguió empeorando y empezó a perderse mientras conducía, otro síntoma revelador del alzhéimer. La primera solución de Jane fue ir con él de copiloto y guiarlo en la ruta, de modo que él pudiera seguir sintiendo que tenía el control. Pero pronto lo evaluó un neurólogo geriátrico que confirmó mis miedos: mi padre estaba en las etapas tempranas de la EA. El doctor dijo que ya no podía conducir y se puso en contacto con la dirección general de tráfico de Estados Unidos para que le retiraran el carné de conducir. Mi padre, que por entonces tenía 77 años, estaba enfadadísimo. Jane quería muchísimo a mi padre e hizo todo lo que pudo para mantenerlo en casa, pero cada vez se le hacía más difícil poder vivir con sus estallidos de ira y su comportamiento errático.

En el momento en que empezó a mostrar indicios, mis propias emociones estaban desatadas tras enterarme de la noticia de mi estado de 4/4 y de mi probabilidad de tener la EA, así que me sentí muy agradecida de que Jane, junto con su hija adulta Cathy, pasaran a encargarse de las responsabilidades diarias de su cuidado, agotadoras tanto mental como físicamente. Aunque asumieron el grueso de la carga de cuidar de mi padre, siguieron incluyéndome en el proceso de toma de decisiones. Ir con ellas a las citas de mi padre en el médico era demoledor, al entender cada vez mejor cómo terminaría todo.

Jane, Cathy y yo estábamos estresadas, confundidas y enfadadas por lo que le estaba pasando a mi padre. No es inusual que las familias se distancien, especialmente cuando hay un desacuerdo sobre qué debería hacerse al final de la vida y quién debe encargarse de tomar estas difíciles decisiones.

Aunque Jane y yo íbamos en la misma línea en la mayoría de las cosas referentes al cuidado de mi padre, había momentos en los que yo me sentía enfadadísima con él por lo que a mí me parecía un comportamiento irascible o testarudo. Más adelante me enteré de que este es otro patrón común entre los hijos o los cónyuges que cuidan de pacientes de alzhéimer. Yo estaba reaccionando ante los recuerdos de mi padre, Lawton Henry TenNapel, y al modo en el que se había comportado hacía cuarenta años, a menudo de forma airada e insensible. Pero mi padre ya no era el hombre que, cuando se me rompió el hombro, se había limitado a recolocármelo y a decirme que dejara de lloriquear. Ahora era un hombre con placas y ovillos que le estrangulaban el cerebro, un hombre que ya no era responsable de su propio comportamiento.

Mi enfado hacia él dejó paso a la lástima.

Cuando acompañé al equipo de la CNN que iba a entrevistar a mi padre y a Jane en su casa para el documental sobre el alzhéimer, me derrumbé. El equipo tocó al timbre y yo acabé acurrucada contra la puerta, sollozando. «¡No puedo hacer esto!», gritaba mi mente. El equipo de filmación tuvo que darme un momento para que recobrara la compostura. La explosión de emociones que implicaba revelarme como portadora del ApoE4 y el hecho de que la enfermedad de mi padre fuera a quedar documentada para que todo el mundo pudiera verlo fueron lo que me llevó al colapso.

Pero yo sabía que tenía que controlarme, para mi familia y para la causa. La CNN consiguió grabar lo que necesitaba, pero yo lloraba cada vez que veía la escena en el documental donde interactuaba con mi padre. Lloraba porque ahora era un hombre débil y vulnerable, pero también porque sabía que ahora ya no tendría nunca la oportunidad de decirle lo asustada que había estado de él en algunas ocasiones cuando era pequeña. Pero, lo que es más importante, lloraba porque él ya nunca podría comprender cuánto lo amaba a pesar de eso.

Después de esto intenté ayudar a papá a recuperar algunas de las pequeñas cosas que le habían gustado cuando era joven, antes de que el alzhéimer apagara su chispa. Yo recordaba que, cuando era pequeña, mi padre tenía un ritual cuando llegaba a casa de trabajar: sacaba una cerveza fría de la nevera para poderse relajar tras otro día agotador de conducir su camión. Solía ser una cerveza marca Coors, nada de estas cervezas artesanales que tan de moda están hoy en día. Se tomaba solo una, lo suficiente como para saciar la sed, pero le encantaba ese ritual para finalizar el día.

Aun así, el centro donde ahora estaba no permitía, por motivos obvios, la entrada de alcohol. Pero quería que mi padre tuviera alguna alegría durante esta etapa gris y despiadada de su vida. Así que, cuando iba de camino a verlo, me detenía en el supermercado y le compraba un paquete de seis cervezas sin alcohol. Sabía como la cerveza normal y él no tenía ni idea de que no era una bebida alcohólica. Estas «escapadas cerveceras» lo llevaban de vuelta a tiempos mejores.

Un día mi padre me suplicó que lo llevara con él en una «escapada cervecera». Parecía estar teniendo un buen día así que acepté, olvidando por completo la advertencia de Jane de que mi padre había empezado a robar en las tiendas cuando su alzhéimer empezó a agravarse. En cuanto llegamos a la tienda, ignoró la selección de cervezas y se fue derechito a la sección de dulces, metiéndose en los bolsillos todas las golosinas que podía (optó por las nueces y las pasas cubiertas de chocolate). ¡Qué vergüenza! Intenté pasarle una bolsa de plástico para que metiera ahí lo que estaba llevándose, de modo que yo pudiera pagarle al cajero, pero mi padre no quería ni oír hablar de eso. Quería llevarse su botín a casa en los bolsillos.

—Papá —le dije, exasperada y avergonzada—. ¡No puedes robar!

—Pues claro que sí que puedo —me espetó—. ¡Vete de aquí!

¡Y a ver quién le paraba los pies ahora a ese cleptómano geriátrico! Reuní todo mi valor para acercarme al puesto de atención al cliente y pedí hablar con el encargado de la tienda. Era un hombre de altura media, con el pelo gris canoso, y me sonrió con comprensión cuando le expuse la situación.

—No te preocupes —me dijo el encargado—. Todos conocemos a tu padre; nosotros decimos que lo que hace es «llevarse una muestra».

Qué lección más bonita aprendí ese día. A veces, sacar al alzhéimer de entre las sombras les da a los demás la oportunidad de ser amables y comprensivos. La enfermedad también me estaba enseñando a mí a volver a querer a mi padre de nuevo. Lo miraba a los ojos y en ellos podía ver mi propio reflejo y mi propio destino devolviéndome la mirada. ¿Cómo no iba a sentir amor por un hombre tan débil y roto?

Cuando mi padre ya estaba en su lecho de muerte llamé a mis hermanos para hacérselo saber. No pudieron acudir porque vivían demasiado lejos. Jane tampoco podía estar ahí porque la situación la superaba emocionalmente; ella prefería recordarlo como siempre había sido. Comprendí cómo se sentía. Cada persona gestiona la muerte de distinto modo y ella, simplemente, no se veía capaz de estar ahí.

En los últimos días de mi padre, la hija de Jane, Cathy, fue a su casa para que no estuviera sola. Doug y yo estábamos al lado de la cama de mi padre en el centro donde había estado viviendo. Resultó ser un momento profundo. Nunca me cuestionaré si hay vida después de la muerte debido a lo que experimenté el 6 de julio de 2011, el día en que murió mi padre.

Aquella tarde, mi padre estaba pálido y su respiración era irregular y laboriosa. Sonaba música clásica de fondo mientras yo le acariciaba el brazo con suavidad y le humedecía los labios para que se sintiera más cómodo. Llevaba ya veinticuatro horas sin reaccionar a estímulos y sabíamos que no le quedaba demasiado tiempo de vida. Poco después de que su corazón y su respiración se detuvieran, cuando ya lo habían declarado muerto, Doug salió de la habitación para empezar a llamar a la familia.

Yo me quedé ahí un rato con su cuerpo y con la enfermera, una mujer extremadamente intuitiva y espiritual.

—A tu padre le está costando marcharse —me dijo.

—¿Qué quieres decir? —le pregunté, completamente confusa al principio—. ¿Por qué?

—Está preocupado por Jane —me dijo.

Pensé en lo que me acababa de decir. En aquel momento, mi padre llevaba físicamente muerto al menos diez minutos. Ya no era posible que pudiera oír algo ahora o que pudiera estar preocupándose por Jane, por mí o por cualquier otra persona, ¿no?

En ese momento decidí creer en las palabras de la enfermera. Me acerqué a papá, me incliné y le susurré:

—Papá, Jane está bien —le dije—. Quería recordarte tal como eras antes. Está con Cathy.

En ese momento sentí una energía repentina que emanaba de su cuerpo y me traspasaba el corazón. Creo realmente que en ese momento sentí cómo su alma abandonaba este mundo. Me giré hacia la enfermera y ella también lo percibió.

—Se ha ido —me dijo.

Felizmente, nuestra familia pudo reunirse para una ceremonia en memoria de mi padre. Jane y Cathy eligieron un recinto bellísimo y mi hermana Cindi, que tiene un grado en Teología, dio un sermón precioso. Todo el mundo habló de sus momentos favoritos y sus anécdotas más divertidas con mi padre, con lo que la solemne ocasión quedó salpicada de instantes de alegría.

Desde su diagnóstico habían pasado tres años largos y difíciles. Cada día pienso en aquellos momentos de mi vida y elevo una oración por todos aquellos cuidadores que todavía están en el fragor de su propia batalla contra la EA.

EL CAMINO DEL CUIDADOR

Según la Alzheimer's Association, más de 15 millones de cuidadores familiares ayudan a alguien con la enfermedad de Alzheimer u otras demencias. Quizá tú también lo eres o estás a punto de convertirte en uno. En tal caso, quiero compartir contigo lo que he aprendido de mi experiencia como cuidadora, de la comunidad del alzhéimer y de mi fe.

Cuidar de alguien con alzhéimer requiere toda la energía, empatía y paciencia que puedas reunir. Todos los cuidadores de personas con la EA que conozco necesitan ánimo e inspiración. Aunque sean personas generosas con su tiempo, energía y amor, muchos luchan contra el agotamiento emocional. Si estás sufriendo la fatiga del cuidador, no desesperes. Los estudios demuestran que entre un 30 % y un 40 % de los cuidadores de personas con demencia sufren depresión y estrés emocional, y que un 40 % de los cuidadores de personas con alzhéimer mueren *antes* que el paciente debido al esfuerzo físico y emocional de suministrar esos cuidados.[1] Hay muchos recursos para ayudarte a gestionar el estrés del cuidador y, de hecho, tienes algunos en la sección de recursos al final de este libro.

Al actor Gene Wilder, famoso por sus papeles en las películas *Los productores*, *Un mundo de fantasía* y *El jovencito Frankenstein*, le diagnosticaron alzhéimer en 2013. Su esposa, Karen Wilder, escribió un ensayo para la revista *Guideposts* sobre cómo la enfermedad no solo se adueñó de la vida de su esposo, sino también de la suya propia. «Además de destruir, trocito a trocito, a la persona que lo sufre, [el alzhéimer] asola la vida de la persona que cuida a sus víctimas», escribió Karen. «Y, en nuestro caso, yo fui aquella persona».[2] Gene Wilder murió en agosto de 2016, con Karen a su lado hasta el final.

PREPARÁNDOTE PARA LA EA

Tanto los cuidadores como los pacientes con la EA necesitan tiempo para adaptarse al diagnóstico y planificar su futuro. Aquí (y en cada fase del proceso del cuidado del enfermo), la Family Caregiver Alliance (FCA) [Alianza de cuidadores familiares] es una excelente fuente de información. Se trata de una organización sin ánimo de lucro que respalda a los cuidadores que son familiares y amigos del paciente, y ofrecen los siguientes consejos para gestionar las etapas tempranas:

- *Aprende todo lo que puedas sobre la enfermedad.* Cuanto más sepas sobre la EA, más preparado estarás como cuidador. Espero que leer nuestro libro te resulte útil para formarte sobre la EA. Y, por supuesto, como lo que sabemos sobre el tema está en constante evolución, es importante estar al día de los últimos descubrimientos. No tengas miedo de preguntárselo a tu médico.

- *Pasito a pasito.* Sí, la EA es una enfermedad progresiva. Pero no te preocupes por lo que va a pasar. Empieza primero por las etapas tempranas y medias de la enfermedad; ya te preocuparás más adelante de la etapa final. Si vas paso a paso no te sentirás abrumado. Como cuidador, una de las cosas más difíciles de aprender es a diferenciar entre la enfermedad y la persona querida, especialmente en las etapas tempranas. Puede que te digas a ti mismo: «¡Está haciendo esto para fastidiarme!» o «Le está dando pereza hacer esto». En estos casos, el comportamiento desagradable suele estar causado por la enfermedad y no es la intención de la persona con la EA herir o frustrar a su cuidador. Para mí fue muy doloroso ver a mi padre pasar por los distintos estadios de la EA, pero también me fue útil recordarme a mí misma que ese comportamiento venía de la enfermedad, no de él.

- *Consigue apoyo emocional.* Encontrar a otros cuidadores con los que hablar es una de las mejores formas de procesar la propia experiencia y aprender de ella. También necesitarás tener apoyo emocional, así que busca ayuda en la consejería, la terapia, grupos de apoyo, amigos y familiares. El objetivo es crearte un equipo al que acudir y llamar en cualquier punto de tu recorrido con la EA.

- *Cambio de funciones.* Perder la capacidad de conducir es un síntoma familiar de la EA, así que los cuidadores deben prepararse para esta posibilidad con la disposición de poder encargarse de conducir ellos (como hizo Jane en el caso de mi padre), reclutar a voluntarios entre los amigos y la familia para conducir, usar el transporte público o contratar servicios de chófer. Si la persona con la EA era la que solía cocinar para la familia, la responsabilidad pasará al cuidador, que tendrá que aprender a cocinar o llegar a soluciones alternativas a través de servicios de comida a domicilio (si puede permitírselo). Hay muchos servicios de comida preparada, desde el lujoso Blue Apron hasta God's Love We Deliver y Meals on Wheels. De un modo similar, si la persona con la EA estaba al cargo de la economía doméstica, puede que tú tengas que asumir esta función o asignársela a alguien de la familia o a un contable de confianza. Prepara estas nuevas funciones y repartos de tareas cuanto antes, para que no te veas apurado llegado el momento.

- *Coste.* Todas las enfermedades serias son caras, pero la EA lo es especialmente, ya que puede alargarse durante muchos años. Por este motivo es aconsejable empezar a desarrollar estrategias para las exigencias financieras que seguramente sufrirá la familia con el avance de la enfermedad. Mi abuela Ethel, la hija de mi bisabuela Neva, tuvo la suerte de tener una pensión y seguridad social para ayudarle a pagar los gastos de cuando tuvo la EA pero, a menos que se tengan muchos fondos guardados en forma de un plan de pensiones, de jubilación u otras formas de ahorros para la jubilación, las familias pueden quedar en la bancarrota por los gastos médicos. Asegúrate de revisar las coberturas de tus seguros, incluyendo el de salud, discapacidad y cuidado a largo plazo. Por desgracia, Medicare no cubre los cuidados no médicos o a largo plazo, de modo que tú tendrás que cargar con este coste. Medicaid, la red de seguridad para aquellas personas que viven con unos ingresos limitados, sí que ofrece cobertura para las personas que cumplen los requisitos. También hay asesoramiento gratuito para los seguros de salud, disponible para personas de la tercera edad. Para encontrar dónde pueden ayudarte en tu comunidad, ve a www.eldercare.gov.

- *Asesoramiento legal.* Los abogados expertos en temas de cuidado de la tercera edad pueden ser extremadamente útiles a la hora de tomar decisiones médicas, financieras e incluso personales para las personas con la EA. Es buena idea hacer todo el papeleo legal lo antes posible en el proceso de la enfermedad, incluso antes de recibir el diagnóstico. Si esperas demasiado, puede que se considere que el paciente ya no es capaz de firmar documentos legales. «El poder notarial para las finanzas y la asistencia sanitaria (unas voluntades anticipadas sobre la asistencia sanitaria) pueden servir para asegurarse de que la persona con la EA está cuidada por amigos o familiares de confianza», explica la FCA. «Sin estos documentos, los cuidadores puede que tengan que solicitar la tutela a través de procedimientos judiciales para obtener el derecho de tomar decisiones en nombre de la persona con la EA. Puede que la persona también pierda acceso a las cuentas bancarias si el miembro no es uno de los titulares de la cuenta o cuentas del paciente». Contar con un testamento completado y firmado también es imperativo y, además, evita que los herederos se peleen entre sí. Asegúrate de que las personas con la EA que quieran firmar un formulario de Orden de No Reanimar (ONR) estén todavía en su sano juicio. No hablar de estos temas sobre el final de la vida puede crear una confusión y un dolor tremendos a una familia. Hay servicios legales gratuitos y de bajo coste disponibles para personas de la tercera edad. Además, en la sección de recursos al final de este libro encontrarás más información sobre las organizaciones que pueden ayudarte con los aspectos legales.[3]

¿Tienes más preguntas sobre el cuidado de personas con la EA? No tengas miedo de hablar con tu doctor.

Además de encargarte de las tareas domésticas, las compras, el transporte y el cuidado personal, los cuidadores a menudo también son los responsables de administrar medicamentos, inyecciones y otros tratamientos médicos. Yo fui enfermera, así que tengo formación para esto, pero para la mayoría de los cuidadores todo esto es nuevo y necesitarán tiempo para aprender a hacerlo bien. Aquí es donde entran en juego tu relación con el doctor y el personal sanitario. No tengas miedo de hacer preguntas y asegúrate de apuntarlas a medida que te vengan a la mente. Ve tomando nota sobre los medicamentos y otras observaciones de los síntomas de tu persona querida y enferma.

Y, ya puestos, no olvides ni ignores tus propias necesidades de salud, ya que muchos cuidadores sufren de estrés psicológico y físico debilitante a medida que se centran más en su cargo. Crear una relación con el médico para abordar tanto la salud del paciente como la del cuidador (es decir, la tuya) es esencial. Al fin y al cabo, comunicarte con los profesionales de salud para asegurarte de que se suplen las necesidades de todos, incluidas las tuyas, será tu responsabilidad.

EL TRASLADO: CÓMO AYUDAR
CON LA TRANSICIÓN

Una de las partes más difíciles de ser un cuidador es tomar la decisión de trasladar a la persona querida a una instalación equipada para cuidar de personas con la EA. Averigua si hay una sección de cuidado de la memoria especializada en la demencia y enfermedades relacionadas. Ni mi bisabuela Neva, mi abuela Ethel o mi padre quisieron abandonar sus casas, lo cual es completamente comprensible, y a menudo el paciente se negará en redondo y acabará gritando y golpeando a quien se acerque (literalmente). Por este motivo es muy importante planificarlo todo con antelación, ya que puede ayudar a reducir el miedo a lo desconocido y facilitar la transición para todas las personas implicadas. Aquí tienes algunos consejos de la Clínica Mayo y míos para ayudarte a prepararte para el día del traslado al centro.

Habla sobre el traslado

Intenta hablar con la persona querida que sufre la EA mientras todavía es capaz de tomar decisiones razonables sobre sus preferencias a la hora de vivir en otro sitio (por ejemplo, ¿prefiere tener un compañero de habitación o no?, ¿estar en una instalación religiosa?, ¿en la ciudad o en el campo...?). De este modo ya no tienes que intentar adivinar qué preferiría el paciente. Visita con frecuencia el futuro lugar de residencia en diferentes momentos del día antes de decidirte. Habla con el personal, incluido el trabajador social que se encarga de los pacientes y de formar el equipo de cuidadores, sobre el trasfondo del paciente y de sus necesidades especiales. Ofrece también todos los detalles que puedas sobre su historial médico y de salud mental, incluyendo una lista completa de su medicación.

Si es posible, incluye al paciente en estas visitas, aunque soy consciente de que, si se muestra rotundamente en contra de trasladarse, puede que esto no sea una buena idea y que la situación acabe causando más estrés. Pero si el paciente está dispuesto, hacer esto puede ayudar a reducir la ansiedad de explorar el nuevo entorno antes de trasladarse al lugar.

Lleva artículos personales para la habitación

Lleva tantos artículos personales como puedas para que la habitación resulte más familiar. Decórala con fotografías de la familia y algunos de sus objetos más preciados, como los regalos de sus hijos y nietos; llévales también su sillón, colcha o cuadro favoritos. Según la Clínica Mayo: «Estas posesiones pueden causar sentimientos de conexión y pertenencia, además de aumentar la sensación de seguridad de tu persona querida». Etiqueta las fotos para ayudar al personal del centro, a los visitantes y a los pacientes a identificar a las personas de las fotos y, si puedes, entabla conversaciones sobre el pasado. Ten cuidado con las joyas de la familia y con artículos de valor o únicos. Si hay problemas de espacio, hay marcos electrónicos que pueden cargarse con muchas fotos que cambian cada pocos minutos. Plantéate llevar artículos que puedan sustituirse fácilmente si es necesario, como bisutería o copias de fotos antiguas en vez de las originales. Yo pinté a mano una copia de una foto de mi padre con su querido perro, Dodo, que lo acompañó allá donde vivió. Mi padre olvidó muchas cosas, pero siempre se acordó de Dodo. Dodo estaba con él incluso el día en que murió.[4]

Hay varios estudios sobre los beneficios de la «terapia de reminiscencia» y cómo conecta con la memoria a largo plazo y hace que los pacientes de la EA puedan volver atrás en el tiempo. Cuando uso esta técnica con una amiga mía, siempre se anima y se pone a charlar con vivacidad. Su estado dura unas pocas horas y me alegra el corazón verla tan despierta.

Mantén el contacto

Dejar a una persona querida en su nuevo hogar o centro puede traerte a la vez sentimientos de dolor, pérdida, culpabilidad y, sí, incluso alivio.

Todas estas emociones son normales. En pro del cuidado de ti mismo, asegúrate de tener a alguien que te pueda apoyar a ti el día del traslado. Llama a un amigo, familiar, terapeuta, trabajador social o grupo de apoyo. Puede que al paciente le lleve unos meses adaptarse a su nueva forma de vivir. Visítalo tanto como puedas, especialmente al principio, y anima a los demás a hacer lo mismo.[5]

Con tiempo y paciencia, la mayoría de las personas acaban sintiéndose como en casa. Esto es lo que al parecer le pasó al marido de Sandra Day O'Connor, John, que sufría alzhéimer. Tras dejar su puesto como primera jueza de la Corte Suprema de Estados Unidos para cuidar de él, ella nunca se imaginó que su marido se enamoraría de otra mujer. Aun así, en vez de sentirse celosa, la que había sido su esposa durante más de cincuentaicinco años afirmó sentirse «contentísima» con este romance y aliviada de que su esposo, de setentaisiete años, que había acabado deprimido y encerrado en sí mismo y que a duras penas reconocía a su propia familia, hubiera encontrado la felicidad en una nueva relación con otra paciente de su asilo.[6]

Puede que aquí también vaya bien una anécdota de mi propia familia: mi abuela Ethel no estaba nada contenta ante la idea de tener que irse a un centro especial. Aun así, dos meses más tarde conoció a otro residente, un amable caballero llamado Orville que tenía más o menos su edad y que estaba en las etapas iniciales de la demencia. Orville se convirtió en su novio. Todos soltamos un suspiro de alivio colectivo al ver que iba a estar bien, por lo menos durante un tiempo. Era adorable verlos a los dos tomados de la mano y acurrucándose como cachorrillos. La abuela Ethel estuvo contenta en este nuevo ambiente y acabó por sentirse cómoda en su nuevo hogar.

Ojalá tu persona querida sea tan afortunada como para encontrar a su Orville o, al menos, a un compañero con quien se lleve bien.

COMUNICARSE CON EL EQUIPO
DE ATENCIÓN SANITARIA

Recuerda que, en lo referente a los cuidados de la EA, hace falta un equipo. Es muy frecuente que el doctor del centro solo vea al paciente durante unos minutos, así que asegúrate de que tenga presente todas tus inquietudes. No tengas miedo de llamar al equipo de atención sanitaria (enfermeros, trabajadores sociales y personal voluntario) si necesitas consejo.

- *Prepárate las preguntas de antemano.* Haz una lista de tus preocupaciones y problemas más importantes y llévala contigo cuando visites la consulta del doctor o cuando este haga las rondas. Probablemente querrás comentarle cambios de los síntomas, medicamentos o salud general del paciente, tus propias necesidades como cuidador y cómo puedes obtener ayuda para recibir los cuidados necesarios.
- *Habla con los enfermeros.* Como enfermera, sé de primera mano que muchos pacientes y cuidadores pueden sentirse intimidados por los doctores, así que no dudes en preguntar a los enfermeros cualquier cosa que no entiendas. En concreto, la enfermera puede responder a preguntas sobre varias pruebas y exámenes, preparativos para procedimientos quirúrgicos, cuidados personales y gestión de los medicamentos en casa.
- *Llévate a alguien contigo a las citas.* Tener a tu lado a un amigo o familiar no solo es de ayuda y consuelo, sino que esta persona puede encargarse de hacer preguntas que tú hayas olvidado o que te resulten incómodas. Esta persona también puede tomar notas para que recuerdes lo que los médicos o enfermeros han comentado. No puedo decirte lo mucho que ayudó a Jane el hecho de saber que yo estaba ahí para apoyarla cuando necesitaba ayuda para tomar decisiones importantes sobre el cuidado de mi padre.

- *Intenta concertar las citas por la mañana o después de comer, ya que son las que tienen menos tiempo de espera.* Comunica a la recepción del lugar cuál es el motivo de tu visita antes de presentarte ahí, para que luego haya tiempo suficiente para atender todas tus necesidades. Llama por adelantado para saber si el doctor va con retraso; de este modo te ahorrarás tiempo de espera. También puedes decirle al recepcionista si hay alguna necesidad especial cuando llegues.[7]

PASOS PARA GESTIONAR TU PROPIO ESTRÉS

No puedes subestimar lo estresante que es ser un cuidador y el impacto negativo que esto puede tener sobre tu propia salud. Presta atención a las señales de aviso iniciales. En mi caso sufrí irritabilidad, problemas de sueño y pérdidas de memoria, cosas que resultaron ser provocadas por la ansiedad y no, como yo me temía, por la EA. En cuanto reconozcas tus propias señales de aviso, toma cartas en el asunto para abordar tus síntomas. ¡No esperes a tener que llamar a la ambulancia para ti mismo! Aquí tienes algunos pasos que puedes seguir:

- *Identifica la causa de tu estrés.* Pregúntate a ti mismo: «¿Qué es lo que me está haciendo sentir tan ansioso?». Las causas del estrés pueden ser, entre otras, sentirte abrumado por todo lo que tienes que hacer, tener desacuerdos familiares, poner en duda tu capacidad de gestionar la situación, sentirte incompetente o no saber cuándo decir «¡No, esto es demasiado para mí!».
- *Mantente activo y proactivo.* Aquí puedo hablar desde mi experiencia no solo como cuidadora sino como alguien con un alto riesgo de sufrir la EA. Tras descubrir mi estado genético, quedé debilitada por mi depresión, que me dejó emocionalmente e incluso físicamente

atrofiada. Solo pude recuperar la sensación de control cuando pasé a la acción para reducir mi estrés a través de la terapia, la investigación y la acción. También hago ejercicio siempre que puedo (y quiero hacer más). Sé que no a todo el mundo le gusta hacer ejercicio, pero puedes reducir tu estrés de forma significativa a través de actividades sencillas como caminar por la naturaleza, hacer yoga y meditación, cuidar de tu jardín o huerto, o tomarte un café o un vino con un amigo. Busca qué formas de reducir el estrés funcionan en tu caso y ¡a por ello!

- *Acepta lo que puedes y no puedes cambiar.* Tomando prestado este dicho de Alcohólicos Anónimos, ten en mente que solo podemos cambiarnos a nosotros mismos; no podemos cambiar a los demás. Si intentas cambiar cosas sobre las que no tienes control, lo único que conseguirás será sentirte más y más frustrado. Pregúntate a ti mismo: «¿Sobre qué tengo yo el control? ¿Qué puedo cambiar?». Incluso un cambio pequeño puede suponer una gran diferencia. Aquí puede que te consuelen, del mismo modo que a mí, las palabras tomadas de la Oración de la Serenidad original, atribuidas al teólogo estadounidense Reinhold Niebuhr: «Dios, concédeme la serenidad para aceptar las cosas que no puedo cambiar, el valor para cambiar las cosas que puedo cambiar y la sabiduría para conocer la diferencia».[8]

Finalmente, creo que hace falta repetir otro antiguo dicho: debes salvarte a ti mismo antes de que puedas salvar a otros. Solo cuando nos ayudamos a nosotros mismos podemos ayudar con efectividad a los demás. Si tus necesidades están cubiertas, la persona a la cual tú estás cuidando también se beneficiará de ello. Cuidarse a uno mismo no es algo egoísta o débil. De hecho, es esencial que lo hagas. Adoptar un estilo de vida sano no solo te ayudará a ser un mejor cuidador, sino que estudios recientes sugieren que también te puede servir para reducir el riesgo de que tú mismo acabes por desarrollar la EA, un tema importante que Marwan explorará en el siguiente capítulo.

CAPÍTULO 11

Protegerte contra la EA, parte I: dieta

MARWAN SABBAGH, DOCTOR EN MEDICINA

Aunque los investigadores siempre estamos buscando formas de prevenir la EA y de conseguir encontrar una cura, hablar de prevención puede llevar a equívocos, ya que todavía no se ha demostrado que esto pueda conseguirse. En vez de ello, voy a explicar lo que sí que sabemos que ayuda a protegerse ante la demencia y la EA o a retrasar su aparición.

Así que hablemos de lo que la ciencia ha descubierto que son los mejores pasos para ralentizar la progresión de la enfermedad. Muchos estudios han demostrado que el estilo de vida es clave. Si tú o alguien a quien conoces corren el riesgo de tener la EA (tengan o no ApoE4), no se queden de brazos cruzados esperando a que la enfermedad se adueñe de ustedes. Llevar un estilo de vida activo físicamente, sano y satisfactorio, alimentarse con comida nutritiva, disfrutar de amigos cercanos y estimular su mente es lo mejor que pueden hacer. Y observar su peso y colesterol malo también les puede ayudar a mantenerse lo más ágiles posible durante el mayor tiempo posible. Sí, hay cosas que pueden hacerse, como demuestran claramente los protocolos y estudios de intervención que se encuentran en el Apéndice 2.

NO ESPERES PARA HACER CAMBIOS EN TU ESTILO DE VIDA

A continuación tienes los pasos que puedes seguir para ayudar a ralentizar la aparición de la demencia de la EA. Como la EA puede empezar en el cerebro décadas antes de que aparezcan los síntomas, empieza a seguir estos pasos lo antes posible, incluso en la veintena o treintena. ¡Al fin y al cabo, cada uno de los consejos siguientes puede mejorar la mente y la salud física de cualquier persona!

Aliméntate con una dieta sana para el cerebro

Lo que comes no solo afecta a tu cintura, sino que también influye en tu cerebro. Como demuestran el estudio finlandés de intervención geriátrica para la prevención del trastorno cognitivo (FINGER), realizado por la Alzheimer's Research and Prevention Foundation, y otros estudios, la dieta está entre los factores de estilo de vida más importantes que determinarán nuestra capacidad para protegernos contra el alzhéimer. (Puedes ver más información sobre el estudio FINGER en el Apéndice 2). Incluso si se toman en cuenta los factores de riesgo, una de las formas más efectivas de luchar contra el alzhéimer o retrasar su aparición es reestructurar una dieta pobre.

Exacto. Comer mejor puede ayudar a tu cerebro a trabajar mejor y puede incluso llegar a mantener a raya la demencia y la EA. El North American Aging Project recomienda la dieta mediterránea, que a mí me gusta, y otros estudios sugieren que la dieta basada en plantas y alimentos integrales (WFPB, por sus siglas en inglés) es beneficiosa tanto para el cuerpo como para el cerebro. Hay personas a las que les gusta la dieta cetogénica que, aunque resulta algo controvertida, ha demostrado ser útil para reducir los síntomas de la demencia y es, probablemente, la más adecuada para aquellos que sufren demencia. Aun así, no está completamente demostrada la eficacia de adherirse a esta dieta. De hecho, no hay ninguna dieta con datos irrebatibles que permitan recomendarla por encima de las demás.

Sin embargo, sí que hay pruebas científicas y sólidas de que una ingesta dietética superior de comidas concretas, como aquellas ricas en vitaminas del grupo B (especialmente B_6, B_{12} y folato), antioxidantes, antiinflamatorios y ácidos grasos insaturados, reducen el riesgo de desarrollar alzhéimer. Mucha de la comida que ya tienes en la cocina puede ser tu primera línea de defensa contra el deterioro cognitivo y la demencia. Si te alimentas con una dieta estándar estadounidense (SAD, por sus siglas en inglés) y tu nevera y congelador están repletos de refrescos, productos cargados de azúcares, fritos y procesados, reemplazarlos con comida fresca y rica en nutrientes te podrá ayudar a combatir las enfermedades cardiovasculares, la diabetes, la obesidad, el cáncer y una larga lista de enfermedades, muchas de las cuales están directamente relacionadas con el alzhéimer.

La dieta mediterránea. Esta dieta toma de ejemplo lo que se come en países como Grecia e Italia, lo que incluye una variedad de fruta y verdura fresca, granos integrales, frutos secos, pescado y poca (o ninguna) cantidad de lácteos y carne roja. Cuanto más colorida sea tu comida, más sana es. Así que ¡come como un artista cuya paleta es el plato! Uno de los motivos por los que esta dieta es tan buena para nosotros es que tiene menos grasas saturadas (las «malas») y más niveles de grasas «buenas», como los ácidos grasos monoinsaturados y poliinsaturados que hay en los frutos secos, el pescado y el aceite de oliva.

Permíteme, figuradamente, subrayar y marcar con un signo de exclamación el último elemento de la lista. Las investigaciones recientes que ha hecho la Universidad de Temple sugieren que el AOVE (aceite de oliva virgen extra) puede proteger ante la pérdida de memoria, preserva la capacidad de aprender y reduce los problemas relacionados con la enfermedad de Alzheimer. Por esos motivos (por no mencionar el hecho de que es un complemento delicioso para muchas comidas), soy un gran admirador del AOVE... ¡y tú también deberías serlo!

Y, en lo referente a la dieta mediterránea en general, a continuación te daré algunas pruebas en cuanto a su efectividad. Unos investigadores radicados en Nueva York monitorizaron a más de 2.200 personas sin demencia durante hasta trece años, con un tiempo de seguimiento medio de cuatro años. A cada uno de los participantes les asignaron una puntuación de dieta mediterránea que iba del cero al nueve. Además de ralentizar el desarrollo de alzhéimer, la adherencia a la dieta mediterránea parecía estar relacionada con un ritmo más lento de deterioro cognitivo, incluso después de ajustar por edad, género, etnia, educación, ingesta calórica, IMC y genotipo ApoE. Un seguimiento del estudio realizado unos años después descubrió que cuanto más se adhiere alguien a la dieta mediterránea, menor riesgo tiene de sufrir la EA. El tercio superior de los sujetos que seguían la dieta tenían un riesgo inferior en un 68 % de desarrollar alzhéimer en comparación con el tercio inferior.[1]

De forma similar, un estudio de 2015 de la Rush University en Chicago descubrió que la dieta MIND, un híbrido de la dieta mediterránea y de la dieta similar de enfoques dietéticos para detener la hipertensión (DASH, por sus siglas en inglés), compuesta por frutas, verduras, granos integrales, frutos secos, pescado y productos lácteos con poca grasa, estaba asociada a un deterioro cognitivo más lento. En este estudio, de mayor alcance, los investigadores estudiaron la relación entre la dieta y la EA en 923 participantes de entre 58 y 98 años de edad durante una media de 4,5 años. Los resultados eran evaluados por los sujetos, que iban enviando sus propios datos a través de un cuestionario de frecuencia de comidas. Las personas que seguían la dieta MIND eran las que tenían menores índices de alzhéimer.[2]

La dieta basada en plantas y alimentos integrales (WFPB, por sus siglas en inglés). Otra dieta muy recomendada para potenciar tu cerebro es una dieta repleta de alimentos integrales (sin procesar, sin refinar, con mucha fibra y poco azúcar) y plantas (verduras verdes y con hoja). El concepto de alimentos «integrales» es el siguiente: comer alimentos basados en plantas que estén tan cerca de su estado natural como sea posible. Los restaurantes y los comidistas describen este tipo de alimentos como «comida de la granja a la mesa». En otras palabras, cuanto más cerca esté el origen de la comida que consumes y menos alterada esté por elementos químicos y aditivos, más sana será para tu cuerpo. Come una variedad de verduras, frutas, frutos secos crudos, semillas, judías y legumbres, y evita el azúcar, el aceite vegetal y la sal. El objetivo es obtener un 80 % de las calorías ingeridas de los carbohidratos, un 10 % de las grasas y un 10 % de la proteína. Esta es la selección de la WFPB. Se ha demostrado que las dietas WFPB reducen significativamente las enfermedades cardiovasculares. En la actualidad se están realizando estudios para determinar si tienen beneficios para la EA.

La dieta cetogénica. La dieta cetogénica, también conocida como «keto», es una dieta alta en grasas y baja en hidratos de carbono (como la dieta Atkins o «Alimenta tu cerebro», de David Perlmutter) donde el cuerpo produce cetonas en el hígado que se usan como energía. Funciona así: cuando comes algo con muchos hidratos de carbono, tu cuerpo produce glucosa e insulina. La glucosa es la molécula que tu cuerpo convierte más fácilmente en energía. Como la glucosa se usa como fuente de energía principal, la grasa no es necesaria y, por lo tanto, se almacena. Al reducir la ingesta de hidratos de carbono, el cuerpo pasa a un estado que se conoce como «cetosis». La cetosis es un proceso natural que el cuerpo inicia para ayudarnos a sobrevivir cuando hay poca ingesta de comida. En este estado, nuestro cuerpo fabrica cetonas, que se producen al descomponer las grasas en el hígado. Al sobrecargar a nuestro cuerpo con grasas y retirar los carbohidratos, el cuerpo pasará a quemar las cetonas como fuente de energía principal. Se dice que contar con niveles óptimos de cetonas mejora la salud, promueve la pérdida de peso y tiene beneficios en el rendimiento mental y físico.

En resumen, la dieta cetogénica ofrece un combustible alternativo para el cerebro. Pero este combustible alternativo puede que solo sea efectivo en ciertas etapas de la enfermedad, así que todavía está por ver si la dieta keto debería usarse si no hay ningún deterioro cognitivo. En la actualidad no sabemos qué impacto puede tener la dieta cetogénica en las distintas etapas que hay desde el deterioro cognitivo leve (DCL) hasta llegar a la EA, pero pienso que es una dieta más adecuada para personas que ya sufren de demencia sintomática, no como protección ante ella. Hasta entonces, prefiero las dietas mediterránea y WFPB, que cuentan con beneficios generales para la salud y el cerebro.

La lógica de una dieta cetogénica se basa en la premisa de que la EA puede ser una diabetes de tipo 3 con una resistencia a la insulina que se da de forma exclusiva en el cerebro y que, al seguir una dieta cetogénica, puede que se produzca una mejora en la función metabólica del cerebro porque la fuente de energía de la nutrición no se basa en la insulina.

Ya hace varias décadas que se usan las dietas cetogénicas, y se suelen aplicar de forma común en otras enfermedades neurológicas. De hecho, la dieta cetogénica suele ser un tratamiento estándar para ciertas formas de epilepsia. Por lo tanto, la dieta cetogénica no es una novedad en el campo de la neurología, sino solo en el de la EA. Aun así, cuesta someterse a esta dieta durante largos periodos de tiempo, mientras que la dieta mediterránea y la WFPB son más fáciles de mantener.

Gluten y alzhéimer

Soy consciente de que muchos nutricionistas y doctores consideran que el gluten es una de las fuentes principales de males nutricionales, pero no hay pruebas científicas de que evitar el gluten (excepto si eres alérgico o intolerante) tenga algún tipo de beneficio para el cerebro. ¡Este pequeño consejo te supondrá un ahorro en el supermercado!

LO MEJOR ES LO AUTÉNTICO: EVITA ALIMENTOS REFINADOS, PROCESADOS Y CON AZÚCARES

No hay ninguna duda de que las elecciones que haces en materia de alimentación pueden ayudarte a reducir tu riesgo de enfermedades cardíacas, diabetes, apoplejías, migrañas, artritis y también la EA. En la sección anterior sobre diabetes puedes leer cómo las bebidas azucaradas como los refrescos contribuyen a nuestro riesgo de sufrir obesidad, diabetes de tipo 2 y enfermedades cardíacas. Pero ¿y si te digo que los investigadores han descubierto que el azúcar puede dañar tu cerebro y producir una relación insana entre nutrición y cognición? La doctora Suzanne Craft, profesora en medicina geriátrica y gerontología en la Facultad de Medicina de Wake Forest en Carolina del Norte, realizó uno de estos estudios y descubrió que las personas que consumían y ansiaban comidas altas en azúcares y grasas saturadas (como la ternera y el beicon) durante siquiera un mes tenían un rendimiento peor en las pruebas de memoria en comparación con las personas que no se alimentaban así. El motivo exacto por el que ciertas comidas sientan las bases para sufrir problemas mentales es una cuestión complicada que los investigadores intentan resolver en la actualidad. Y aunque nadie sabe exactamente cuánta comida basura hace falta para que se empiecen a producir daños en el cerebro, los científicos están de acuerdo en que alimentarse de este modo, especialmente durante un largo periodo de tiempo, no solo nos destroza el cuerpo, sino que también puede estar haciendo añicos nuestra capacidad de aprender, razonar y formar nuevos recuerdos.

Prácticamente todas las comidas procesadas contienen azúcares añadidos por el simple motivo que mejoran el sabor y la textura por un coste irrisorio para el fabricante. Lee las etiquetas de los productos y te sorprenderá lo a menudo que se añade azúcar al tomate y a otras salsas durante el procesado. Hay al menos sesentaiún tipos distintos de azúcar que puedes encontrar en las etiquetas de comida. Presta atención si ves que hay sacarosa y jarabe de maíz de alta fructosa, además de los jarabes de cebada malteada, de glucosa, de maltosa y de arroz, por nombrar unos cuantos. El azúcar también está oculto en condimentos (kétchup o salsa de pepinillos), en los yogures de sabores, aliños de ensalada, salsas de barbacoa, compota de manzana y mezclas de especias. Para empeorar todavía más las cosas, a menudo se eliminan las fibras, proteínas y grasas naturales al procesar un alimento, cosa que puede llevar a comer en exceso porque se altera la señal al cerebro de que ya estás lleno. ¿Alguna vez te has comido una bolsa entera de patatas fritas de una sentada? Lee los ingredientes y sabrás por qué.[3]

Nota: Lo siento mucho, pero los sustitutos del azúcar no son mejores que el azúcar. El motivo es que la mente se autoengaña para pensar que realmente está consumiendo azúcar cuando consume algo dulce, lo que aumenta la producción de insulina. Aléjate de los edulcorantes artificiales.

AGOTAMIENTO MENTAL

Si alguna vez te has zampado un pastel con el estómago vacío sabrás que el subidón de azúcar viene seguido de un bajón de azúcar que te hace estar cansado, irritable, incapaz de concentrarte y, en general, tener el cerebro embotado. La buena noticia es que la doctora Craft afirma que un capricho de vez en cuando no tendrá efectos permanentes si tienes una dieta sana. Por desgracia, este no es el caso del estadounidense medio, que ingiere casi 36 kg de edulcorantes añadidos cada año, además de 28,5 kg de grasa (lo que equivale a comerse casi una barra de mantequilla entera al día). Con estos hábitos de alimentación, no es ninguna sorpresa que los estadounidenses sufran agotamiento mental. «Los cambios negativos en las reacciones neuroquímicas pueden darse tan solo unas pocas semanas después de la alimentación malsana», afirma la doctora Craft. Uno de los efectos más tóxicos de consumir crónicamente alimentos altos en azúcar y grasas puede ser la supresión de un péptido cerebral denominado factor neurotrófico derivado del cerebro (FNDC), que influye en la memoria y el aprendizaje. Puede crear una cadena de reacciones químicas que causan inflamación en el cerebro, cosa que puede dañar las células y alterar las conexiones entre las neuronas.

Lo que resulta más preocupante es el descubrimiento de que una dieta alta en azúcares simples, hidratos de carbono refinados y grasas saturadas puede causar daños permanentes al alterar la insulina del cerebro. Como pasa en la diabetes de tipo 2, una dieta alta en grasas saturadas y azúcares puede hacer que las neuronas se vuelvan resistentes a la insulina, lo que puede dificultar nuestra capacidad para pensar y recordar, y acabar causando daños neurales permanentes y, posiblemente, la aparición de la EA.[4]

GRASAS: EL BUENO, EL MALO Y EL INSANO

Del mismo modo que los hidratos de carbono y el colesterol, hay grasas buenas y grasas malas. Las grasas buenas son aquellas que no se han hidrogenado (el proceso insano de convertir los aceites vegetales en margarina) y son monoinsaturadas o poliinsaturadas. Son necesarias para el buen funcionamiento del cerebro (ya que son la grasa más presente en el cerebro), proporcionan nutrición importante y refuerzan nuestras paredes celulares. Las grasas «malas» no ofrecen ningún tipo de nutrición para el cuerpo y, además, pueden hacer que el sistema inmunológico no funcione correctamente.

Grasas «buenas»

Se consideran grasas buenas las que son poliinsaturadas y monoinsaturadas. La grasa poliinsaturada proviene de animales y plantas como el salmón, los aceites vegetales y algunas semillas y frutos secos. Comer cantidades moderadas de grasas poliinsaturadas y monoinsaturadas en vez de grasas trans y saturadas puede ser beneficioso para la salud de tu cerebro.

Algunos ejemplos de grasas sanas son las que se encuentran en los siguientes alimentos:

- Aguacate
- Almendra
- Anacardo
- Avellana
- Nuez de macadamia
- Aceite de oliva
- Cacahuete
- Nuez pecana
- Pistacho

Algunas fuentes de aceites poliinsaturados sanos se encuentran en los siguientes alimentos:

- Ácidos grasos omega 3
- Aceite de pescado de agua fría (caballa, salmón, atún blanco, atún, sardinas, trucha)
- Linaza
- Aceite de linaza
- Semillas de calabaza
- Nuez

Grasas «malas»

Algunos ejemplos de grasas malas son las que se encuentran en los siguientes alimentos:

- Aceite vegetal parcialmente hidrogenado
- Aceite vegetal procesado (como, por ejemplo, el de soja, maíz y algodón)
- Grasas saturadas (por ejemplo, carne roja, mantequilla, manteca)
- Grasas trans (deben evitarse por completo)

FRUTAS Y VERDURAS SALUDABLES PARA EL CEREBRO

Tu madre tenía razón cuando te decía que comieras fruta y verdura. No solo son buenas para tu salud general, sino que los investigadores del Chicago Health and Aging Project encontraron una relación entre el consumo de verduras y un riesgo reducido de sufrir alzhéimer en cuatro años. Los participantes que consumían tres raciones de verduras al día tenían un riesgo significativamente inferior de desarrollar la enfermedad que aquellos que consumían menos de una ración al día.[5] Una ración es entre media taza y una taza entera, y entiendo que a muchas personas pueda parecerles mucho.

El estudio demostró que todo tipo de consumo de verduras está asociado a una velocidad inferior de deterioro cognitivo, pero que hay algunas en concreto que son especialmente beneficiosas, como el boniato, el calabacín, la calabaza de verano, la berenjena, el brócoli, la lechuga, el apio, la manzana y las verduras de hoja como la col rizada y las acelgas, que son las que mayor impacto demostraron tener. El Chicago Health and Aging Project llegó a la conclusión de que consumir entre dos y cuatro raciones de verduras crucíferas, amarillas o de hoja cada día ayudaba a proteger a los participantes ante el deterioro cognitivo producido por la edad.

Las frutas y verduras oscuras son la mejor apuesta para mantener tu salud cognitiva. (Las crucíferas se consideran las verduras más sanas que se pueden comer). En un estudio longitudinal de treinta años de la población general publicado en *Annals of Neurology*, las mujeres que comían más verduras crucíferas o de hoja mostraron un ritmo de deterioro cognitivo más lento que aquellas que comían pocos vegetales o ninguno. La siguiente lista, recopilada por la Alzheimer's Association, ha demostrado potenciar la salud cognitiva, así que ¡acábate el plato!

Algunos ejemplos de frutas y verduras saludables para el cerebro son:

Verduras crucíferas	Verduras no crucíferas	Frutas
Rúcula	Pimentón	Arándano
Brócoli	Maíz	Mora
Col de Bruselas	Berenjena	Cereza
Col china	Cebolla	Uva roja
Calabaza	Espinaca	Naranja
Coliflor		Ciruela
Acelga		Ciruela pasa
Col rizada		Frambuesa
Nabo		Fresa

Propiedades protectoras de los arándanos

Si no te gustan demasiado los arándanos, quizá te interese replanteártelo. En un estudio publicado en el número de 2003 de *Nutritional Neuroscience*, los ratones a los que se alimentó con arándanos y que se habían modificado genéticamente para que desarrollaran la enfermedad de Alzheimer pudieron desenvolverse bien en laberintos y no mostraron cambios en la acumulación de amiloide. Los investigadores llegaron a la conclusión de que los beneficios de los arándanos para el cerebro incluían una mejora de la memoria y las señales neuronales. Otros estudios descubrieron que los polifenoles flavonoides de los arándanos, incluyendo el zumo de arándano salvaje, pueden cruzar la barrera hematoencefálica y llegar a varias regiones del cerebro importantes para el aprendizaje y la memoria.

Vitaminas B para la salud cerebral

Las vitaminas B son conocidas como las vitaminas antiestrés porque ayudan a regular nuestra energía, nuestros ciclos de sueño y nuestro metabolismo. También son necesarias para crear neurotransmisores. Como estas vitaminas no permanecen demasiado tiempo en nuestros cuerpos, es muy fácil que suframos una carencia de ellas, así que la deficiencia de vitamina B es algo común. En primer lugar explicaré lo que debe saberse sobre las vitaminas B y, después, el mejor modo de consumirlas.

- *Tiamina (B1)*. La vitamina B_1, también conocida como tiamina, es una coenzima usada por el cuerpo para metabolizar los alimentos y transformarlos en energía, además de mantener el correcto funcionamiento del corazón y el sistema nervioso.

- *Piridoxina (B6)*. La vitamina B_6 influye en el funcionamiento cerebral controlando el nivel de homocisteína, que no solo es un factor de riesgo en las enfermedades cardíacas sino que también puede dañar las neuronas del sistema nervioso central. La vitamina B_6 también tiene un papel importante a la hora de generar la serotonina y la noradrenalina, dos de las denominadas «hormonas de la felicidad» que nos ayudan a controlar nuestro estado de ánimo, energía y concentración.

- *Ácido fólico (B9)*. La vitamina B_9 puede ayudar a sanar el cerebro al favorecer la regeneración neuronal.

- *Cianocobalamina (B12)*. Es posible que esta sea la vitamina más importante para la salud cerebral, ya que permite que los impulsos eléctricos se transmitan de forma rápida y eficiente a través de las neuronas. La vitamina B_{12} es beneficiosa para nuestro estado de ánimo, nivel de energía, memoria, corazón, piel, cabello, digestión y más. Además, es una vitamina esencial con varias funciones metabólicas, entre las que se incluyen la producción de enzimas, síntesis del ADN, equilibrio hormonal y el mantenimiento de un sistema cardiovascular y nervioso sanos.

Los siguientes alimentos son ricos en vitamina B1:[6]

- Espárrago
- Frijol negro
- Col de Bruselas
- Berenjena
- Judía verde
- Guisante
- LentejaHaba de Lima
- Champiñón

- Avena
- Judía pinta
- Espinaca
- Lechuga romana
- Semillas de girasol
- Atún
- Tomate

Los siguientes alimentos son ricos en vitamina B6:[7]

- Banana
- Algunos pescados
- Pollo
- Salmón
- Hierbas y especias secas
- Avellana
- Pistacho
- Patata

- Ajo crudo
- Arroz y salvado
- Semillas de sésamo y de girasol
- Espinaca
- Pavo
- Zumo vegetal

Los siguientes alimentos son ricos en vitamina B9 (ácido fólico):[8]

- Todos los cereales enriquecidos
- Espárrago
- Brócoli
- Coliflor
- Verduras de hoja verde, como la espinaca y la col rizada
- Legumbres, como las lentejas, los guisantes y las judías

Los siguientes alimentos son ricos en vitamina B12:[9]

- Ternera, cordero y huevos
- Pescado azul (incluido el caviar)
- Hígado (incluidos el paté y la salchicha)
- Los moluscos como las almejas, las ostras o los mejillones son los que tienen mayores contenidos; el cangrejo y la langosta también son una buena fuente.

ANTIOXIDANTES Y LA EA

Los estudios demuestran los posibles beneficios para el cerebro de algunos antioxidantes, en especial de las vitaminas C y E. Como siempre, es mejor incorporar estos nutrientes a través de los alimentos de la dieta más que con suplementos, que no están regulados por la Administración de Alimentos y Medicamentos de Estados Unidos. Es imposible tomar una sobredosis de antioxidantes a través de la comida.

Al contrario: si eliges la comida adecuada, puedes reducir tu «estrés oxidativo» (un desequilibrio entre la producción de radicales libres y la capacidad del cuerpo para desintoxicarse de sus efectos nocivos con antioxidantes neutralizadores). Y, a la vez, también es posible que estés reduciendo tu riesgo de desarrollar la EA.

ESPECIAS: ¡UN TOQUE DE SABOR NUNCA VA MAL!

Cúrcuma

Los datos sugieren que los habitantes de India tienen menos alzhéimer por cápita, tras ajustar por edad, en comparación con los occidentales. Hay quien cree que esto se debe a un IMC bajo o al hecho de que muchos indios son vegetarianos y, por lo tanto, no consumen carne. Los indios también ingieren grandes cantidades de una especia llamada «cúrcuma». La cúrcuma lleva usándose desde hace miles de años como tratamiento ayurvédico para tratar los resfriados, ya que es un potente antioxidante y antiinflamatorio. Aunque los estudios todavía tienen que demostrar científicamente los beneficios para la salud de esta especia, ¡es difícil rebatir miles de años de eficacia demostrada!

Nota: La medicina ayurvédica (también conocida como Ayurveda) es uno de los sistemas médicos más antiguos. Se originó en India y ha ido evolucionando a lo largo de miles de años. En Estados Unidos, la medicina ayurvédica se considera un enfoque médico complementario.[10]

Canela

Quizá el descubrimiento dietético más emocionante es el que proviene de un nuevo estudio que revela que la canela tiene propiedades directas para combatir el alzhéimer, con una capacidad no solo de inhibir la acumulación de la placa beta-amiloide que lleva a la enfermedad de Alzheimer, sino de disolver placas que ya se habían formado. Eso significa que la canela puede tener tanto propiedades de restauración como de prevención. La canela también alivia factores asociados con la enfermedad de Alzheimer porque bloquea y revierte la formación de tau en cultivos de células.

Otros beneficios de la canela incluyen ayudarnos a regular nuestro metabolismo y a tener bajo control nuestros niveles de insulina. Esta deliciosa especia se está planteando como un posible tratamiento ante las apoplejías debido a su capacidad de inhibir la hinchazón de las células. Los estudios en laboratorios también muestran que algunos componentes de la canela controlan la producción de vasos sanguíneos que aumentan a medida que las células cancerosas se multiplican y extienden.

En estudios en humanos con sujetos de control y sujetos con síndrome metabólico, diabetes de tipo 2 y síndrome de ovario poliquístico, todos los sujetos mostraron los efectos sanadores de la canela en rama. En la forma de extracto de corteza, también puede inhibir virus como el de la gripe, el herpes y el VIH.[11]

Nota: No todos los estudios han mostrado efectos positivos de la canela, aunque por supuesto hay muchas variables en juego, incluyendo el tipo y la cantidad de canela o el resto de los medicamentos que tomaban los sujetos.

El café, un gran aliado

A los estadounidenses les encanta el café, así que, si lo ingieres en cantidades industriales como yo, te gustará saber que los estudios han demostrado que tiene propiedades protectoras contra la EA. En el estudio Canadian Study of Health and Aging (CSHA), beber café a diario rebajaba el riesgo de tener alzhéimer en un 31 % durante el seguimiento de los cinco años posteriores. Del mismo modo, el estudio Finland, Italy and the Netherlands Elderly (FINE) descubrió que beber más de tres tazas de café al día estaba asociado con un menor deterioro cognitivo en diez años entre los hombres de edad avanzada. Además, otros estudios recientes han demostrado que el consumo moderado de café (mejor el de tueste oscuro que el de tueste ligero) está asociado con una reducción del riesgo de sufrir diabetes de tipo 2 y la enfermedad de Alzheimer.

De hecho, las mujeres con mayor consumo de café durante un periodo de cuatro años experimentaron un menor deterioro cognitivo que aquellas que no consumían café o que consumían muy poco. Y uno de los estudios epidemiológicos más convincentes demostró que los pacientes con alzhéimer consumían una cantidad significativamente inferior de cafeína (basándose en informes dietéticos) durante los veinte años previos al diagnóstico en comparación con individuos de la misma edad sin alzhéimer.

Luz verde al té verde

El té verde es una de las fuentes principales de flavonoides en la dieta, un antioxidante que parece ser tremendamente efectivo a la hora de estabilizar los radicales libres, un posible tratamiento para los trastornos neurodegenerativos. Además, el té verde, como el café, tiene un alto contenido de cafeína y ejerce un efecto protector que va más allá de sus propiedades antioxidantes. Un estudio japonés reciente pidió a más de mil participantes de edad avanzada (de más de setenta años) que completaran un cuestionario sobre la frecuencia de su consumo de té verde, muy popular en Japón. Los mismos participantes se sometieron a una prueba de memoria de uso común. Los investigadores descubrieron que cuanto más té verde consumían los sujetos, menor era la tasa de deterioro cognitivo. Las personas que bebían dos tazas de té verde al día tenían tasas de deterioro cognitivo tremendamente inferiores a las de aquellos que solo bebían tres tazas a la semana.

Las buenas (y no tan buenas) noticias sobre el vino tinto

Para empezar, tengo buenas noticias para todos los enófilos o amantes del vino. El resveratrol, que se encuentra en el vino tinto, ha demostrado tener efectos anticancerígenos, antivirales, antienvejecimiento, antiinflamatorios y neuroprotectores. También ha demostrado ser efectivo contra la disfunción neuronal y la muerte celular. En lo referente a la enfermedad de Alzheimer, un estudio reciente publicado en el *Journal of Biological Chemistry* sugiere que el resveratrol reduce marcadamente los niveles de péptido amiloide secretado y producido en distintas células. Aunque el resveratrol no detuvo la producción de amiloide, sí que propició la degradación del amiloide existente a través de la descomposición de otras proteínas.[12] Como la protección de amiloide y la formación de la placa se da años antes de que las personas manifiesten síntomas de alzhéimer, la toma preventiva a largo plazo de resveratrol puede ayudar a eliminar el péptido de amiloide antes de que se desarrolle la placa y, así, retrasar el inicio de la EA.

Aun así, hay un pequeño detalle importante. Los neurólogos ahora han llegado a la conclusión de que debería beberse una tremenda cantidad de vino para poder disfrutar de estos beneficios para el cerebro. El vino contiene, como mucho, 12,59 miligramos de resveratrol por litro, lo que significa que deberías beberte al menos cuarenta litros al día. (Así que, si decidieras optar por este método, tu mente seguramente sería capaz de procesar mejor el hecho de que estás demasiado borracho como para tenerte en pie).[13]

Incluso para alcanzar una dosis diaria de 40 miligramos de resveratrol, que demostró tener algunos beneficios en un estudio de 2010 publicado en el *Journal of Clinical Endocrinology and Metabolism*, haría falta beber poco más de tres litros de vino para obtener una cantidad suficiente de resveratrol. ¡Y eso es mucho, mucho alcohol! En resumen: un poquito de vino tinto va bien para el alma, pero no es necesariamente el mejor refuerzo para tu cerebro. Y beber vino no es una opción adecuada para personas con alcoholismo, adicción (tanto si se han recuperado como si no) o que toman medicación para la que la ingesta de alcohol está contraindicada (puede producir un cóctel fatal).[14]

CAPÍTULO 12

Protegerte contra la EA, parte 2: actividad física

MARWAN SABBAGH, DOCTOR EN MEDICINA

E s buena para el corazón, es buena para la tensión arterial y es buena para tu figura. Ahora, añadamos la salud cerebral a la larga lista de beneficios que proporciona la actividad física.

Además de llevar una dieta sana, que es esencial en la lucha contra la EA y la demencia, las pruebas científicas demuestran claramente que el ejercicio físico vigoroso y continuado tiene beneficios directos para el cerebro. De hecho, la American Academy of Neurology recomienda más hacer ejercicio que la medicación para el tratamiento del deterioro cognitivo leve.[1] Para empezar, la actividad física mejora la neuroquímica, estimula el crecimiento del encéfalo e incluso reduce su encogimiento. En un estudio financiado por el National Institute of Health, el doctor en medicina Jeffrey Burns, del Alzheimer and Memory Program de la Universidad de Kansas, descubrió que un mayor nivel de ejercicio físico está asociado a una menor atrofia cerebral en personas con la enfermedad de Alzheimer.

En general, el ejercicio es bueno para cualquier cerebro en proceso de envejecimiento. Otros estudios han demostrado una relación positiva entre el ejercicio físico en los adultos de mayor edad, incluyendo el mantenimiento o la mejora cognitivos, especialmente en la función ejecutiva, además de tasas inferiores de demencia.

Cuando movemos el cuerpo y empezamos a bombear sangre, nuestro cerebro cosecha los beneficios de una circulación sanguínea rejuvenecedora. Y, aunque hacer algo de ejercicio es mejor que no hacer nada, prueba a hacer dos terceras parte de cardio y una tercera parte de fuerza, según tu tipo de cuerpo. Eso puede equivaler a salir a caminar a buen ritmo durante treinta minutos cuatro días a la semana y dos sesiones de entrenamiento de resistencia a la semana. El mayor flujo de sangre altera físicamente el cerebro, ya que lo baña en una cascada de factores de crecimiento que promueven el nacimiento de nuevas neuronas y crea conexiones neuronales potentes.

¿Necesitas más pruebas de que lo que es bueno para el corazón también lo es para el cerebro? Los investigadores de la Universidad de Gotemburgo, en Suecia, indican que las mujeres con mejor puntuación en una prueba de forma física a mediados de sus vidas tenían un 90 % menos de posibilidades de desarrollar demencia décadas después (en comparación con otras mujeres con una forma física media o baja). Además, las mujeres más atléticas mantienen la demencia a raya durante diez años más. El estudio, que apareció en un número de 2018 de *Neurology*, siguió a 1.462 mujeres a partir de 1968 durante más de cuarentaicuatro años. Cada persona se sometió a entrevistas y exámenes neuropsicológicos, de media, durante veintinueve años. Las mujeres que no pudieron completar la prueba de forma física fueron las que tuvieron el mayor riesgo de desarrollar demencia y un 45 % de ellas mostró indicios de demencia durante el periodo de seguimiento.[2] Los resultados de este estudio concuerdan con el hecho de que una mala salud cardiovascular puede ser un factor en la salud de nuestro cerebro a lo largo del tiempo. Ten presente que la forma física es solo una parte de la ecuación de la salud cerebral y que otros factores de estilo de vida, incluida la dieta, también tienen un papel importante.

¿CUÁNTO EJERCICIO DEBO HACER?

Soy consciente de que, como dice la canción de Bruce Springsteen, no todo el mundo ha nacido para correr, pero con un poco de suerte, algunos datos podrán cambiar, literalmente, tu forma de pensar sobre la actividad física. La cantidad recomendada de ejercicio aeróbico (cardio) para un adulto sano es de treinta minutos al día al menos cinco días a la semana, según las directrices de la American Heart Association, que la comunidad del alzhéimer ha adoptado como modelo.

La Organización Mundial de la Salud recomienda que las personas de más edad hagan 150 minutos a la semana de ejercicio moderado (como andar a paso ligero), setentaicinco minutos a la semana de ejercicio aeróbico intenso (como correr o bailar) o combinar ambas cosas. Si el tiempo (o la falta de entusiasmo) supone un problema, puedes dividir tu régimen de treinta minutos al día haciendo diez minutos de ejercicio aeróbico tres veces al día, quizá por la mañana, durante el mediodía y por la tarde. Intenta no aumentar tu frecuencia cardíaca demasiado cerca de la hora de ir a dormir porque puede que te dificulte conciliar el sueño. Aun así, en general, añadir ejercicio a tu día te ayudará a descansar mejor, ya que sirve como ayuda natural para dormir.

Por supuesto, debes hablar con tu doctor antes de empezar cualquier programa de ejercicios para saber qué puede hacerse con seguridad, dependiendo de tu estado o del de tu familiar, especialmente si hay un diagnóstico de alzhéimer. Tu doctor puede ayudarte a crear un plan a tu medida.

LA ACTIVIDAD MEJORA LA
CALIDAD DE VIDA

Además de las ventajas para el cerebro que supone el ejercicio, las nuevas investigaciones sugieren que moverte y sudar un buen rato puede incluso mejorar la calidad de vida de las personas con alzhéimer. Los efectos fueron modestos, pero una serie de estudios descubrió que las sesiones de ejercicio intenso en personas con ligeros deterioros de memoria disminuyeron los niveles de proteínas con conformación alterada relacionadas con el riesgo de tener alzhéimer en aquellas personas que todavía estaban en las etapas iniciales de la enfermedad.

«El ejercicio aeróbico regular podría ser la fuente de la juventud para el cerebro», afirmó la doctora y neurocientífica cognitiva Laura Baker de la Facultad de Medicina de Wake Forest en la conferencia internacional de 2015 de la Alzheimer's Association. Baker estudió a 71 adultos mayores y anteriormente sedentarios que mostraban síntomas de deterioro cognitivo leve (DCL), un riesgo conocido que puede llevar a desarrollar alzhéimer. Tenían que llevar un sistema de monitorización mientras realizaban ejercicios de cardio para asegurarse de que les subía el ritmo cardíaco, mientras que un grupo de control mantuvo el ritmo cardíaco deliberadamente lento haciendo clases con estiramientos sencillos. Las resonancias magnéticas demostraron que las personas que hacían ejercicio experimentaban más flujo sanguíneo en regiones del encéfalo importantes para la memoria y el procesado de los pensamientos, mientras que las pruebas cognitivas mostraron una mejora de sus capacidades de atención, planificación y organización, además de otras de las llamadas «funciones ejecutivas». Del mismo modo resulta alentador el hecho de que se realizaran pruebas del líquido cefalorraquídeo, donde se detectó que los niveles de proteína tau se reducían en los participantes de más de setenta años.[3]

ENTRENAMIENTO COGNITIVO: UN POQUITO DE CADA COSA

Además de tener un cuerpo en forma, es importante hacer lo mismo con el cerebro convirtiéndote en tu propio entrenador cognitivo personal. Según la National Academy of Sciences, el término «entrenamiento cognitivo» se usa para indicar un amplio conjunto de intervenciones, incluyendo aquellas centradas en mejorar el razonamiento (como la resolución de problemas), la memoria y la velocidad de procesado (por ejemplo, la velocidad para identificar información visual en una pantalla). Este tipo de ejercicios de entrenamiento estructurado pueden ser o no virtuales. Hay evidencias, basadas en gran parte en una única prueba experimental clínica de larga duración, de que el entrenamiento cognitivo puede mejorar la función cognitiva a largo plazo y ayudar a mantener la independencia, incluyendo las actividades de la vida diaria.

Hay datos sólidos de que la estimulación cognitiva tiene beneficios cerebrales, pero puede que no sea exactamente lo que tienes ahora mismo en mente. Aunque hay pruebas que sugieren que las personas que intentan resolver rompecabezas (como un sudoku o un crucigrama) tienen un mayor rendimiento cognitivo que aquellas que no lo hacen, el problema con este tipo de juegos es que las ventajas son solo temporales y se limitan a una actividad específica, y pueden resultar aislantes a nivel social. Si te limitas a una sola actividad como, por ejemplo, los crucigramas, estos acabarán dándosete muy bien, pero tu curva de aprendizaje será cada vez menos pronunciada, del mismo modo que los beneficios mentales de hacer esto. Aunque la estimulación mental (ya sean pruebas *online* de atención o sudokus) es desde luego mucho mejor que quedarse mirando el televisor de forma pasiva o mirando Facebook en el móvil, la repetición de esa actividad reforzará una sola ruta neuronal, dejando las otras relegadas. Además, tampoco sabemos cuánto duran las ventajas para el cerebro tras terminar la actividad. Por ejemplo, no hay ninguna prueba de que hacer dos horas de crucigramas en vez de una proteja el doble ante la demencia. De forma similar, no hay pruebas que respalden la noción de que este tipo de efectos cognitivos beneficiosos a largo plazo se puedan obtener a través de aplicaciones comerciales «de entrenamiento cognitivo» virtuales, que parecen tener ventajas a corto plazo que se aplican únicamente a la tarea cognitiva específica que se está practicando.

El truco para mantener la agudeza mental es mezclar un poco de todo. Probar cosas nuevas es lo que te hace tener más conexiones neuronales. Una de las mejores formas de activar tu cerebro es proponerte el desafío de hacer algo que no hayas hecho nunca. Aprender nuevas habilidades como empezar con un idioma nuevo, probar una receta original, aprender a tocar un instrumento, sumergirse en un libro nuevo o bailar (que tiene el doble de beneficios, porque estás moviéndote y recordando los pasos), viajar a un sitio desconocido, probar la carpintería o cantar en un coro... todas estas cosas te darán una sensación de satisfacción y logro que no puedes sacar de un videojuego. Estarás ampliando tus horizontes (y rutas neuronales) y desarrollando habilidades vitales que mejorarán tu agilidad mental y, quizá, tu calidad de vida.

ATENCIÓN PLENA CON LA MEDITACIÓN

La meditación es cada vez más popular hoy en día. Se trata de una forma de entrenamiento cognitivo porque estás enseñándole a tu mente a relajarse y liberarse de las preocupaciones. Hay muchos estudios sobre la relación entre la mente y el cuerpo, y algunos han demostrado claramente que la meditación puede ayudar a reducir el estrés con tan solo veinte minutos al día. Ya sé que he dicho que el ejercicio es bueno para tu mente, pero sentarse quieto y respirar también tiene muchísimos beneficios mentales. Las personas que llevan mucho tiempo practicando la meditación muestran un funcionamiento cerebral mejorado provocado por el ejercicio de las neuronas; esta mayor actividad del córtex prefrontal se asocia a emociones positivas. Hay distintas tradiciones al respecto y no hay una sola forma correcta de meditar, de modo que deberías buscar una práctica que te vaya bien y ceñirte a ella. Según un maestro de la meditación, Light Watkins, autor de *Bliss More: How to Succeed in Meditation Without Really Trying* [Más felicidad: Cómo triunfar en la meditación sin tener que esforzarse], no hace falta que te sientes tieso como un palo a lo Buda, en una habitación oscura y en silencio, para sacar todos los beneficios de la meditación. Watkins sugiere que te recuestes sobre un cojín, en tu cama, en una silla o donde te sientas más cómodo, y respires con normalidad con los ojos cerrados. No pasa nada si las primeras veces te quedas dormido, pero finalmente conseguirás meditar con la mente despierta y alerta. Empieza por cinco minutos y ve alargando las sesiones hasta llegar a veinte minutos al día. En muchos casos, elegir una palabra, una oración, un sonido o un mantra que te resulte reconfortante y tranquilizador te ayudará a calmar tus pensamientos. Igual que pasa con el ejercicio, cuanto más medites, mejor te sentirás.[4]

«Si combinamos la regulación de la respiración, la relajación profunda y la meditación, conseguimos cambiar literalmente el equilibrio de los sistemas de regulación del estrés en nuestra mente y nuestro cuerpo», explica el doctor Sat Bir Singh Khalsa, un neurocientífico de Harvard y autor de *Your Brain on Yoga* [Tu mente y el yoga]. «La meditación influye en la actividad de tus genes y reduce tu frecuencia cardíaca, tensión arterial y producción de hormonas de estrés, cosa que conlleva menos síntomas de sufrimiento físico y mental».[5]

Y no olvidemos que la oración en profundidad (y no me refiero a hacer una plegaria antes de comer) y la respiración del yoga también son formas de practicar este entrenamiento de atención plena.

SOCIALIZACIÓN

Aunque no se sabe exactamente por qué, tener una vida social activa es bueno para el cerebro y para las personas en riesgo de sufrir la EA. Los estudios han demostrado que sentirse parte de una familia, de un círculo de amigos y de una comunidad (de grupos políticos, sociales, religiosos o del trabajo) a lo largo de nuestra vida ayuda a mantener a raya la depresión y, por supuesto, la soledad a la vez que nuestras mentes se mantienen activas y animadas.

Investigaciones de la Cleveland Clinic coinciden en que una red social rica ofrece una fuente de apoyo, reduce el estrés, combate la depresión y aumenta el estímulo intelectual. Los estudios han demostrado que las personas con más interacción social dentro de su comunidad son las que experimentan más lentamente la pérdida de la memoria. Contar con un matrimonio feliz, relaciones largas y tener un objetivo en la vida han mostrado tener efectos protectores significativos contra el deterioro cognitivo relacionado con la edad. Aquí hay algunos hallazgos que respaldan esto:

- ¿Sabías que en Gran Bretaña tienen un ministro de la soledad? Al parecer un estudio descubrió que más de nueve millones de personas en el país se sienten solas a menudo o siempre, según un informe de 2017 publicado por la Jo Cox Commission on Loneliness.[6] El problema hizo que la primera ministra Theresa May nombrara a un ministro de la soledad. «Quiero enfrentarme a este desafío de nuestra sociedad y quiero que todos pasemos a la acción para abordar la soledad que sufren los ancianos, los cuidadores y aquellos que han perdido a sus seres queridos», declaró en un comunicado.[7] Mark Robinson, director ejecutivo de Age UK, la mayor organización benéfica de Gran Bretaña que trabaja con personas mayores, advirtió que el problema podría ser fatal.[8] «Se ha demostrado que es peor para la salud que fumar 15 cigarros al día, pero es algo que se puede superar y que no tiene por qué influir en las vidas de las personas mayores», le dijo Robinson a un periodista del *New York Times*.[9] De forma similar, un antiguo cirujano general de Estados Unidos, el doctor Vivek Murthy, escribió un artículo para la *Harvard Business Review* en 2017 donde defendía que la soledad puede asociarse a «un mayor riesgo de enfermedad cardiovascular, demencia, depresión y ansiedad».[10] Parece que los estudios respaldan esta afirmación.

- En un estudio de 2010 de 193 residentes de centros geriátricos de Maryland a los que se les había diagnosticado demencia, el investigador J. Cohen-Mansfield y sus compañeros descubrieron que las personas que tenían más interacción social con otras personas (en comparación con los estímulos no humanos) estaban significativamente más atentas y mostraban una actitud mucho más positiva.[11]

- El proyecto Rush Memory and Aging Project, iniciado en 2009 y que ya lleva casi una década en marcha, descubrió que los participantes con menos contacto social corrían un 40 % más de riesgo de desarrollar discapacidades.

- Un estudio de tres años de más de dos mil mujeres con un mínimo de setentaiocho años y que apareció en el número de 2005 del *American Journal of Public Health* concluyó que contar con una red social de gran tamaño supone una influencia protectora en la función cognitiva de las mujeres mayores.

- Según un estudio publicado en el número de 2009 de *Neurology, las personas de mediana edad con estilos de vida solitarios tenían más tendencia a sufrir un deterioro cognitivo con el envejecimiento que aquellas con una vida social más amplia.*

Así que... ¡cuida bien a tus amigos y seres queridos, sal y conoce a gente, únete a un club de lectura (leer va bien para el cerebro), ve a un encuentro de personas con intereses similares (meetup.com), participa como voluntario en una organización benéfica o para una causa en la que creas, habla con personas que tengan puntos de vista y trasfondos distintos al tuyo (lo que hemos dicho antes: un poquito de cada cosa), ten una noche de chicos o chicas con frecuencia, juega a deportes de equipo o al tenis, disfruta de noches de juegos de mesa o enamórate! ¡Nunca es demasiado tarde para bañar tu cerebro en dopamina y endorfinas, esos neurotransmisores que actúan como una droga natural y que, a la vez, te ayudan a concentrarte y motivarte![12]

HAZTE UNA REVISIÓN FÍSICA ANUAL Y OTRA DE LA CABEZA

Además de seguir los consejos de este libro para disminuir tu riesgo de diabetes y apoplejía, y de tener tu peso e IMC bien controlados, una de las formas de detectar síntomas tempranos de cambios en el encéfalo y en la salud es hacerse una revisión anual. La mayoría de las pólizas de seguro cubren una revisión anual realizada por un doctor de atención primaria donde se incluyen el peso y el IMC, análisis de sangre, tensión arterial y electrocardiogramas. Para tu cita médica, llévate una lista de tus medicamentos (incluyendo suplementos) y habla de tu estilo de vida de forma sincera y abierta. Tu doctor está ahí para ayudarte, no para juzgarte, así que guardarte información solo te hará daño a ti.

Si los resultados de la revisión hacen saltar alguna alarma, el doctor te derivará a los especialistas correspondientes. Si te sientes deprimido ve a ver a un terapeuta; como ya hemos leído, esto ayudó mucho a Jamie durante una época oscura. Si estás en Medicare, puedes recibir cobertura adicional si te inscribes en Part B (por la que debes pagar una prima mensual). Esto cubre la mayoría de los servicios médicos necesarios, atención preventiva, material médico, servicios ambulatorios del hospital, pruebas en el laboratorio, rayos X, atención de salud mental y algunos servicios de ambulancias y salud a domicilio. Infórmate bien sobre este seguro supletorio de Medicare en tu estado.

Chequeos anuales

En Estados Unidos, como parte de un chequeo, tu proveedor de servicios médicos normalmente te pedirá que rellenes un cuestionario llamado «Health Risk Assessment» [Evaluación de riesgos de salud]. Responder a estas preguntas puede ser útil para que tú y tu proveedor desarrollen un plan de prevención personalizado para ayudarte a estar sano y aprovechar tu visita al máximo. Además, puede que el chequeo incluya lo siguiente:

- Un repaso de tu historial médico y familiar
- Elaborar o actualizar una lista de proveedores y recetas actuales
- Altura, peso, tensión arterial y otras pruebas rutinarias
- Detección de cualquier deterioro cognitivo
- Asesoría sanitaria personalizada
- Una lista de factores de riesgo y opciones de tratamiento para ti
- Un programa de pruebas (como una lista de verificación) con los servicios de prevención adecuados. Infórmate bien sobre la cobertura que tienen las pruebas, las vacunas y otros servicios preventivos.
- Planificación de cuidados por adelantado

No tienes que pagar nada por la visita inicial de «Welcome to Medicare» [Bienvenido a Medicare] ni por el chequeo anual si tu doctor u otro proveedor cualificado de atención sanitaria aceptan tu seguro. Esto no se deducirá de Part B. Puede que se aplique un copago y también es posible que se deduzca de Part B si tu doctor u otro proveedor cualificado de atención sanitaria realizan más pruebas o servicios en una misma visita. Estas pruebas o servicios adicionales no quedan cubiertos por los beneficios preventivos.[13]

Mira, oye: un consejo

Es muy fácil pasar por alto las revisiones de la vista y del oído en la larga lista de recomendaciones médicas y de salud, especialmente si tú o uno de tus seres queridos se enfrentan a la EA.

Pero el déficit sensorial (es decir, la pérdida de visión y de oído) son problemas comunes entre los adultos de más edad. Además, este déficit también magnifica el aspecto de los problemas cognitivos. En otras palabras, no poder ver u oír bien hace que los problemas cognitivos parezcan peores de lo que son (aunque el déficit sensorial no contribuya a la EA).

Por lo tanto, asegúrate de que tú y tus seres queridos toman pasos para protegerse: pidan que les hagan una revisión de la vista y del oído. Consigue unas gafas y, en el caso de los audífonos (soy consciente de que son muy caros), puedes buscar otras opciones. Hay alternativas menos caras en el mercado que pueden ser útiles para oír mejor.

CAPÍTULO 13

¿Un mundo sin alzhéimer? ¡Sí!

MARWAN SABBAGH, DOCTOR EN MEDICINA

Fue portada por todo el país, aunque tras los titulares se captaba la prudencia e incluso el escepticismo.

El titular del *New York Times era*: «Nuevo fármaco contra el alzhéimer ralentiza la pérdida de memoria según los primeros resultados de un ensayo».

El de CNN.com rezaba: «Un fármaco contra el alzhéimer en fase de experimentación aviva la esperanza».

Y la revista *Science* afirmaba: «Nuevo fármaco contra el alzhéimer sugiere avances».

El ensayo sugería que el importante fármaco llamado «BAN2401» (desarrollado por Biogen Inc. en Cambridge, Massachusetts y Eisai Co. Ltd. en Tokio) reducía el ritmo del deterioro cognitivo e invertía el proceso de acumulación de placas amiloides que, como sabemos, producen el avance de la enfermedad.

Yo estaba entre los asistentes a la presentación de los resultados del ensayo del BAN2401 en la conferencia anual de la Alzheimer's Association de 2018 en Chicago. Más adelante el *USA Today* citó mi comentario sobre el anuncio, prediciendo que los nuevos descubrimientos «serían un soplo de aire fresco en el sector».

Como sugiere el tono cautelosamente optimista de los informes (y mi comentario), el sector necesitaba un poco de chispa. La idea que se ha extendido es que la investigación contra el alzhéimer ha sido una larga cadena de fracasos y que los investigadores de tratamientos para esta enfermedad hemos sido como un equipo de baloncesto que no sale de su mala racha.

La verdad es que, si bien no es frecuente contar con la atención de los principales medios de comunicación, la investigación sobre el alzhéimer ha sido de hecho muy productiva, especialmente en la última década. Si se me permite otra metáfora del baloncesto, quizá no hemos conseguido demasiados triples, pero sí que hemos ido anotando tiros libres. Durante los últimos diez años, más o menos, hemos ido encajando muchas piezas en el rompecabezas que representa el alzhéimer y haciendo constantes avances, hasta el punto de que hoy puedo dar una respuesta sincera y esperanzadora a la pregunta que me hacen casi cada día los pacientes que vienen a mi oficina.

«¿Hay esperanza?», me preguntan. Para ellos, para sus madres, padres, maridos y esposas.

Mi respuesta es un rotundo sí.

Y no lo digo en el sentido de que la esperanza es lo último que se pierde. Creo que hoy tenemos razones fundadas para ser optimistas. No en cuanto a la cura o prevención del alzhéimer. Esto puede llegar también en un futuro no muy lejano, pero de lo que estoy hablando ahora es del cambio radical en el modo de ver la enfermedad. Tras décadas de estudio y numerosos obstáculos, ahora tenemos una comprensión más sólida de cómo la enfermedad trastorna el cerebro. Esto ha llevado a una serie de tratamientos potenciales para el alzhéimer, lo cual significa a su vez que los pacientes pueden ahora afrontar un curso de intervenciones parecido al de quienes padecen ciertos tipos de cáncer, reumatismo articular y SIDA.

En otras palabras, como sucede con estas enfermedades, puede que con el alzhéimer nos estemos dirigiendo hacia un modelo en que, aunque no pueda ser curado, sí que es susceptible de tratamiento.

Esto significa que, pronto, alguien diagnosticado de alzhéimer podrá vivir una vida larga y sin síntomas con el tratamiento adecuado. Para este capítulo he seleccionado algunos de los ensayos y estudios más recientes y prometedores a fin de mostrarte hacia donde se dirige el campo. Ten en cuenta que cuando leas este libro habrá muchos más.

Soy consciente de que una parte del material puede ser un poco técnico y de que los nombres de algunos de estos nuevos fármacos pueden sonar como inventados por un autor de ciencia ficción. Pero te aseguro que no hay nada de ficticio en este material. Se trata de hechos: hechos importantes y emocionantes. Como investigador, quiero que tengas la mejor información posible, no solo para tu propia educación sobre el alzhéimer, sino para que estés equipado para tener una conversación con tu médico sobre algunas de estas opciones para ti o para tu ser querido.

ENSAYOS DE FÁRMACOS PARA EVITAR LA PÉRDIDA DE MEMORIA O LA DEMENCIA DE ALZHEIMER EN QUIENES PADECEN UN RIESGO MÁS ELEVADO

Puesto que los cambios cerebrales relacionados con el alzhéimer se producen a menudo décadas antes de que aparezcan los síntomas, los científicos intentan intervenir en las etapas más tempranas para detener o ralentizar la progresión de la enfermedad. Se están diseñando nuevos tipos de fármacos para tratar este problema de importancia crucial. Quiero presentarte un breve resumen de algunos de ellos, ya que puede ser que tu médico los mencione.

El estudio A4

El estudio A4 es un ensayo clínico muy importante en varios sentidos. En primer lugar, esta prueba determinará si puede impedirse el avance de la pérdida de memoria en enfermos de alzhéimer de más edad, que podrían tener un riesgo más elevado (por habérseles detectado sustancias amiloides) tratándoles con el fármaco solanezumab. En los primeros estudios se descubrió que este medicamento ayudaba a personas con una ligera demencia de Alzheimer, reduciendo un 34 % los índices de declive, pero no funcionó con enfermos que tenían una demencia moderada. Puede que sea más eficaz cuando se administra en una etapa más temprana de la enfermedad. El solanezumab no ha sido aprobado para la demencia de la EA.[1]

Los investigadores están realizando pruebas en once mil adultos, utilizando tomografías por emisión de positrones, para detectar si tienen un elevado nivel de sustancias amiloides en el cerebro. Las personas que no muestran tener un alto nivel de sustancias amiloides en el cerebro no pueden participar. A este grupo no se les administra la infusión intravenosa de solanezumab o un placebo, pero sí que se les hacen las mismas pruebas de memoria cada seis meses para comparar sus cambios cognitivos a medio y largo plazo. Los estudios más recientes concluyen que el fármaco que se administra en A4 es seguro, pero debe realizarse más investigación.

Mientras escribo esto, el estudio A4 ha terminado el proceso de inscripción y ya está en marcha. Para más información puedes contactar con www.a4study.org/about/.

El estudio TOMMORROW

Este estudio, que comenzó en 2013, tenía dos objetivos. Uno era ver si una nueva prueba genética podía determinar si los participantes estaban en riesgo de desarrollar un deterioro cognitivo leve debido al alzhéimer (DCL-EA) en un plazo de cinco años. El otro era comprobar la efectividad de la pioglitazona (aprobada para el tratamiento de la diabetes con el nombre comercial de Actos) para retrasar el DCL-EA en personas cognitivamente normales con un riesgo elevado.

Esta prueba se realizó a nivel mundial con la participación de 3.500 personas aproximadamente. A los participantes se los clasificó en grupos de alto o bajo riesgo para el desarrollo de DCL-EA en función del algoritmo de biomarcadores de riesgo. En otras palabras, se los seleccionó de acuerdo con su perfil genético de riesgo. Los voluntarios del grupo de alto riesgo fueron asignados de forma aleatoria a uno de dos grupos de tratamiento desconocidos tanto para los participantes como para el médico del estudio durante el ensayo (a no ser que se produjera una necesidad médica urgente). A las personas en el grupo de bajo riesgo se les administró un placebo. En este momento, los resultados de este estudio están siendo evaluados.[2]

El estudio EARLY

Este estudio utilizó un tipo distinto de fármaco para evaluar el riesgo relacionado con la acumulación de placas amiloides y los últimos avances tecnológicos para medir la cantidad de estas sustancias en el cerebro. Detener o ralentizar la formación de placas amiloides puede retrasar la pérdida de memoria relacionada con la enfermedad de Alzheimer, y también puede ayudar a controlar otros cambios en las células del cerebro que contribuyen a la enfermedad. Ten en cuenta que una acumulación de placas amiloides no significa que los síntomas de la enfermedad de Alzheimer vayan a desarrollarse en las semanas, meses o años siguientes, pero lo que sí muestran claramente los datos es que tener sustancias amiloides en el cerebro aumenta el riesgo de futura progresión.

El propósito del estudio EARLY era evaluar la seguridad y eficacia de un medicamento exploratorio, un inhibidor BACE (veremos más sobre ellos enseguida), en las personas con riesgo de desarrollar alzhéimer. Se trataba de un medicamento administrado por vía oral y desarrollado para detener la producción de amiloide. Se ha mostrado prometedor en el caso de animales afectados por alzhéimer. Recientemente, se suspendió el estudio por posibles daños hepáticos, pero en este momento se están desarrollando otros fármacos del mismo tipo.

ENSAYO DE FÁRMACOS PARA DEMENCIA DE ALZHEIMER EN PRIMERA FASE

Además de medicamentos potencialmente preventivos, se están desarrollando muchos fármacos para tratar el alzhéimer en la fase sintomática de la demencia. Se están probando los llamados fármacos o anticuerpos «monoclonales» para ralentizar la progresión de la enfermedad. Se trata de proteínas sintéticas administradas por vía intravenosa y específicamente diseñadas para encontrar, atacar y eliminar las placas amiloides. Uno de estos fármacos experimentales que en este momento se está estudiando clínicamente es el crenezumab, que es un medicamento para personas que padecen alzhéimer incipiente o leve. Los investigadores están evaluando la seguridad y eficacia del fármaco valorando cualquier cambio en los índices y comportamiento de la demencia de los participantes mediante pruebas neuropsicológicas. El crenezumab es un anticuerpo que encuentra sustancias amiloides, se adhiere a ellas y las elimina del cerebro. En los estudios con pacientes de demencia de Alzheimer leve, los que toman crenezumab presentan una clara reducción de los índices de declive en comparación con aquellos a los que se les administra placebo. Este fármaco está siendo probado más ampliamente y, si los resultados son positivos, podría ser aprobado en el plazo de tres a cinco años.

El primo de este fármaco, el gantenerumab, es también un anticuerpo que se está probando extensamente en este momento. El gantenerumab tiene dos ventajas que lo hacen especialmente atractivo. La primera es que ha demostrado eliminar sistemáticamente sustancias amiloides detectadas por PET (exploraciones que pueden detectar directamente el amiloide). La segunda es que puede administrarse mediante una inyección, parecida a una vacuna gripal, lo cual significa que no hay necesidad de utilizar una infusión intravenosa.

Otro fármaco de nombre difícil de pronunciar pero potencialmente importante que se está estudiando en la actualidad es el aducanumab. Un ensayo clínico de doble ciego aleatorizado reclutó a 192 pacientes con predemencia y alzhéimer leve en varios lugares de Estados Unidos. Su objetivo era evaluar la seguridad y efectos del fármaco en distintas dosis, en comparación con un placebo. Los resultados fueron valorados mediante tomografías PET para cuantificar la cantidad de amiloide y valorar si el síntoma del declive comenzaba a estabilizarse.

Los resultados provisionales de los primeros 165 pacientes se han publicado en la revista científica *Nature*. Al final del año de las pruebas se comprobó que todas las dosis mensuales habían reducido considerablemente las placas amiloides en el cerebro, mientras que el grupo que tomaba placebo había experimentado poco cambio o ninguno. Cuanto más elevadas eran las dosis, más importante era la reducción de la placa. El fármaco también parecía ralentizar los índices de declive cognitivo; era la primera vez que un fármaco mostraba una correlación entre la eliminación de la patología y la estabilización de los síntomas clínicos. ¡Se trata de un descubrimiento apasionante!

En el encuentro de 2017 de Clinical Trials on Alzheimer (CTAD) se presentaron los resultados de la prórroga a largo plazo de este ensayo. Los pacientes que tomaron aducanumab siguieron experimentando una reducción de los niveles de placas amiloides proporcional al tiempo del ensayo y las dosis tomadas.

En este momento se está desarrollando una Fase III de dos ensayos clínicos de doble ciego aleatorizados, controlados con placebo y a gran escala para pacientes con alzhéimer incipiente. Uno de ellos pretende movilizar a 1.350 pacientes de 187 ciudades distintas repartidas por Norteamérica, Australia, Europa y Asia. El objetivo del otro es reunir al mismo número de pacientes en 194 ciudades de Norteamérica, Europa y Asia. Ambos ensayos evaluarán la eficacia del aducanumab en el tratamiento de los síntomas de la enfermedad de Alzheimer. Se espera que estos ensayos concluyan en 2022.

DETENER LA PRODUCCIÓN DE SUSTANCIAS AMILOIDES

No todos los nuevos medicamentos prometedores funcionan, al menos no en un principio.

Antes he mencionado los inhibidores BACE. Se trata de una clase de fármacos que, en lugar de intentar eliminar las sustancias amiloides que ya están en el cerebro, actúan inhibiendo la producción de la propia proteína. Esto es atractivo por dos razones:

En primer lugar, es un medicamento oral (una píldora) y no se administra por vía intravenosa o intramuscular.

En segundo lugar, actúa en la producción de sustancias amiloides antes de que estas se conviertan en una placa o puedan causar daños. Y una de las cuestiones que he subrayado repetidamente en este libro es que cuanto antes podamos intervenir en el proceso de la enfermedad de Alzheimer, mejores resultados obtendremos.

Lamentablemente, hasta ahora hemos visto que estos fármacos han demostrado ser ineficaces o tóxicos para el hígado. Hemos de aceptar que, a falta de más datos, todos los tratamientos contra las sustancias amiloides siguen sin ser concluyentes mientras los investigadores siguen estudiando e interpretando los datos de los biomarcadores.

¿Significa esto que podemos despedirnos de todos los aspectos positivos de los inhibidores BACE? ¡En absoluto! Aunque pueda sonar a cliché, es un hecho que el fracaso forma parte del proceso científico. Tengo plena confianza en que algunos de los nuevos fármacos y tratamientos que todavía no han dado resultados satisfactorios pueden, con determinadas modificaciones y nuevos acercamientos, acabar siendo valiosos.

RECEPTORES RAGE

Los receptores RAGE (receptores de glicación avanzada) son una serie de productos que representan un nuevo y apasionante posible tratamiento para el alzhéimer. ¿Y qué significa esto de «receptores de glicación avanzada»? En parte tiene que ver con el estrés oxidativo y los radicales libres que pueden hacer que nuestras células y tejidos dejen de funcionar debidamente, con graves consecuencias para nuestro cerebro y salud. Estos receptores han aparecido en personas con diabetes y podrían ser uno de los vínculos entre el alzhéimer y la demencia. De hecho, los compuestos RAGE se están también investigando como medio para el tratamiento del alzhéimer.

Se están estudiando dos de estos medicamentos, pero están en distintas etapas de desarrollo. En estudios preliminares el fármaco azeliragon administrado en dosis bajas ha mostrado prometedores beneficios como la ralentización del deterioro cognitivo. Aun así, ha habido algunos datos contradictorios: este fármaco mostraba no ser efectivo en algunos pacientes, mientras que otros mejoraban considerablemente con su administración en comparación con pacientes tratados con placebo. Mientras los científicos siguen debatiendo acaloradamente los beneficios de los RAGE, hasta el momento otros estudios no han aportado pruebas de beneficios prometedores.

LAS PROTEÍNAS TAU, EN EL PUNTO DE MIRA

Durante más de una década, muchos investigadores han creído que son las proteínas tau (y no las sustancias amiloides) las verdaderas causantes de la progresión y síntomas del alzhéimer (como la pérdida de memoria y la demencia) o, al menos, un importante cómplice, puesto que los niveles de tau muestran una mejor correlación con la progresión clínica que los amiloides. Aunque el debate amiloide-tau sigue vivo entre los científicos del campo del alzhéimer, se están realizando nuevos tratamientos dirigidos a las proteínas tau que pueden llevar a mejores herramientas de diagnóstico. Se están llevando a cabo numerosos ensayos clínicos en el área de la inmunoterapia contra estas proteínas. Los resultados preliminares, que he estudiado a fondo, han resultado muy prometedores. En este momento se están investigando dos vacunas que han resultado seguras y eficaces en pruebas preclínicas. La capacidad de desencadenar una respuesta inmune capaz de frenar el avance de proteínas tau peligrosas puede ofrecer posibles beneficios terapéuticos y de prevención. El futuro de la inmunoterapia pasa por el desarrollo de vacunas como estas que eviten la formación de proteínas tau patológicas. Los datos de los ensayos clínicos arrojarán luz sobre sobre su seguridad, tolerabilidad y eficacia en humanos.

Los estabilizadores de microtúbulos (una parte importante del proceso celular) son otra clase de fármacos que se centran en las proteínas tau. Estos han demostrado el mayor potencial y capacidad de controlar la proteína tau para evitar los síntomas de la demencia de Alzheimer y ayudar a pacientes con deterioro cognitivo leve (DCL). Esta investigación incluye la evaluación de la densidad total de los ovillos neurofibrilares, mejoras en los ensayos cognitivos y conductuales, y los niveles totales de tau y compuestos de esta proteína.

El azul de metileno, que suena a algo salido de la serie *Breaking Bad*, se ha utilizado en el pasado para tratar el envenenamiento con cianuro. En su actual formulación para la investigación, llamada LMTX, es la prueba clínica más avanzada para los tratamientos de tau, pero, por ahora, los resultados son diversos y no sistemáticamente positivos. La premisa gira en torno a la inhibición de las acumulaciones de tau. La tolerancia de estos fármacos junto con su capacidad inhibidora de la acumulación de tau patológica ofrece una amplia aproximación a la terapia a través de la proteína tau. La investigación sobre esta clase de fármacos sigue adelante.

TERAPIA COGNITIVA PERSONALIZADA

Otro apasionante avance en la lucha contra el alzhéimer es lo que se llama terapia personalizada de rehabilitación cognitiva, que puede ayudar a las personas en las primeras etapas de la demencia a mantener considerablemente su capacidad de participar en las actividades diarias. En la rehabilitación cognitiva un terapeuta trabaja con el enfermo y un cuidador familiar para identificar aquellos aspectos en que les gustaría ver mejoras. Juntos establecen hasta tres objetivos y luego el terapeuta les ayuda a desarrollar estrategias para conseguirlos. Un estudio a gran escala realizado en la Universidad de Exeter y presentado en 2017 en la conferencia internacional de la Alzheimer's Association descubrió que la rehabilitación cognitiva ayuda a las personas con demencia a mejorar y mantener su funcionamiento e independencia normales.

Los objetivos que elegían los participantes eran diversos, como lo es el modo en que la demencia afecta a las personas. Algunos pacientes querían encontrar formas de seguir siendo independientes aprendiendo o reaprendiendo a usar electrodomésticos o teléfonos inteligentes. Otros querían manejarse mejor con las sencillas tareas de cada día. Otros querían mantenerse conectados socialmente y se concentraron en recordar nombres de amigos o parientes, o en mejorar sus capacidades conversacionales. Varias estrategias tenían como objetivo cuestiones de seguridad, como por ejemplo acordarse de cerrar bien la puerta al salir de casa o retirar dinero de un cajero automático.

Los investigadores descubrieron que quienes participaron en la terapia mostraron una significativa mejoría en las áreas identificadas después de las diez semanas del tratamiento y las sesiones de seguimiento. Tanto los participantes como los cuidadores estaban contentos con la mejoría en las áreas que identificaron. La doctora Ola Kudlicka, que dirigió el ensayo, le dijo a un periodista de *Science Daily:* «Contrariamente a lo que se cree generalmente, nuestro estudio demuestra que las personas en las primeras etapas de la demencia, si reciben un apoyo adecuado, tienen la capacidad de aprender y mejorar sus capacidades». La Alzheimer's Society está financiando un estudio de implantación para que los investigadores puedan trabajar con proveedores de atención social y adaptar la terapia para su uso en clínicas y servicios de refuerzo de la memoria. La naturaleza personalizada de esta terapia muestra que adaptar el enfoque del cuidado y marcar objetivos personales puede ser beneficioso para pacientes y cuidadores por igual.[3]

REFLEXIONES FINALES

Como puedes ver en el resumen general de las investigaciones contra el alzhéimer, están surgiendo muchos fármacos y terapias prometedores. Ahora, gracias a la aparición de la ciencia genética, podemos identificar a personas como Jamie que están en riesgo. También podemos hablar de tratar el alzhéimer con fármacos modificadores de la enfermedad, de los cuales esperamos que el BAN2401 sea el primero.

Gracias a los esfuerzos de muchas personas, desde importantes organizaciones como la Alzheimer's Association hasta portavoces particulares como Jamie, estamos viendo el interés, apoyo y financiación necesarios y tan importantes para el avance científico. El anuncio en julio de 2018 de que un grupo de filántropos, entre ellos Bill Gates, han creado un fondo acelerado de treinta millones de dólares para apoyar el desarrollo de nuevos diagnósticos para el alzhéimer es otro paso importante y atractivo en esta dirección.

Todos ellos son avances enormes en este campo. Pero no nos detengamos ahí. Creo que ahora podemos comenzar a establecer estrategias para un futuro sin la enfermedad de Alzheimer.

Sabemos que los cambios aparecen décadas antes del inicio de los síntomas. Los investigadores como yo especulan que el acercamiento óptimo sería actuar antes de la fase sintomática. Estamos intentando demostrar que la intervención temprana funciona. ¿En qué momento y de qué formas habría que hacerlo? Permíteme proponer una situación imaginaria.

Imagínate un día en que podamos tomar una muestra de sangre o saliva de un bebé y analizar el ADN para valorar el riesgo de que padezca alzhéimer muchos años más tarde.

Imagínate que podamos vacunar a las personas entre los 20 y los 40 contra el desarrollo de la enfermedad de Alzheimer, como lo hacemos ahora contra las paperas y la polio.

Imagínate que podamos prescribir medicamentos a los adultos que impidan por completo el inicio de la enfermedad.

Salvaríamos millones de vidas y ahorraríamos billones de dólares.

Si crees que se trata de meras ilusiones, deberías saber que todo lo que acabo de mencionar está siendo investigado. Puede que tengan que pasar años o incluso décadas antes de que esto se haga realidad, pero estamos trabajando en ello. En este momento, el alzhéimer se está llevando a millones de personas y gastamos una enorme cantidad de dinero (y también de sangre, sudor y lágrimas) cuidándolas.

Como he dicho, estamos entrando ahora en un periodo en el que los pacientes de alzhéimer recién diagnosticados tendrán una gran variedad de opciones para tratar eficazmente la enfermedad. Pero si miramos un poco más adelante, me es fácil concebir un futuro sin residencias para personas con pérdida de memoria porque ya no habrá más enfermos de demencia para habitarlas. Esta es la meta.

Mientras tanto, el mensaje es de esperanza y de un compromiso activo, esperanza de que pronto veamos grandes progresos que acabarán un día con el alzhéimer o que, al menos, lo reducirán o retrasarán significativamente. El compromiso activo es esencial como herramienta de empoderamiento. Sabemos que hay cada vez más pruebas de que podemos modificar el riesgo, introduciendo ciertos cambios en el estilo de vida, como se ve en los extensos estudios que aparecen en este libro. Nuestro desafío es intentar demostrar que estas estrategias para retrasar el alzhéimer funcionan a nivel individual, recaudar fondos y encauzar el entusiasmo, el trabajo duro y el sacrificio para convertir este sueño en realidad.

No podemos escoger a nuestros padres ni nuestros genes. Pero está llegando el momento en que podremos alterar las huellas y el impacto de nuestra herencia genética. Este creciente campo de investigación se llama «epigenética» y es un ámbito de estudio en que los científicos determinan cómo el ambiente (estrés, sueño, comida, ejercicio, medicamentos, etcétera) afecta a los genes. Aunque todavía no podemos manipular los genes, es posible que algún día podamos desactivar completamente aquellos que se relacionan con el riesgo de padecer alzhéimer. Si ganamos esta lucha, viviremos en un mundo en que la enfermedad de Alzheimer será una rara dolencia del pasado, tan desconocida para la sociedad futura como lo son la viruela o la polio para la nuestra.

Sí, un mundo sin la enfermedad de Alzheimer. Un mundo sin millones de personas viviendo en las sombras. Maravilloso, ¿verdad?

CAPÍTULO 14

Óyeme rugir

S on las 7:30 de la mañana del 19 de julio de 2018. Estoy en la habitación 101 del ala de resonancias magnéticas de los servicios de radiología de la Universidad de San Diego, California.

—¿Dónde están mis gafas? —dice mi madre mientras examina diferentes formularios que le han pedido que lea y firme.

—Mamá —le digo yo—, las tienes en la cabeza.

Ella sonríe un poco avergonzada.

—¡Es el peor lugar donde podría haberlas puesto!

Colocándose las gafas en los ojos, acaba con el papeleo. Poco después entra en la oficina para tramitar una resonancia magnética. Es el primer paso de un día largo (una larga semana, de hecho) en la que, a petición suya, mamá se someterá a una serie de pruebas cognitivas en la misma universidad que, durante los últimos años y por mi labor de voluntariado con Mary Sundsmo en el Alzheimer's Disease Research Center (ADRC), ha tenido un papel muy importante en mi vida.

Esta mañana empañada por la niebla la he llevado desde mi casa en Ramona hasta San Diego para comenzar el proceso. Mis ojos también están un poco enturbiados. ¿Se vería otra persona más de mi familia cercana (¡mi madre, nada menos!) afectada por el alzhéimer? Por favor, por favor, espero que no.

Habían pasado cuarenta y ocho años desde nuestro memorable viaje familiar para visitar a su familia de Iowa; toda una vida. Nunca se me han olvidado las historias que mamá nos contaba sobre su infancia y el tiempo que pasó con la bisabuela Neva mientras recorríamos las carreteras del oeste en nuestro Ford familiar.

Tampoco se me había olvidado el horror de la residencia donde me encontré cara a cara con Neva y, por primera vez, con una enfermedad que me perseguiría el resto de mi vida.

Naturalmente, mi madre está al corriente de las cosas que han pasado en mi vida desde 2009 y de todos los sucesos que he explicado en este libro. Pero ahora es ella quien necesita mi ayuda.

A sus setentaiocho años, mamá vive sola en el pueblo de Chico, en el norte de California. Tras romper con mi padre se casó con Vincent Zemis, su novio de la escuela secundaria. Vincent había sido jugador profesional de béisbol y también un hombre bueno y amable. Cuando murió en 2014, pensé que mi madre se derrumbaría. Observé que, aunque era una mujer muy inteligente, comenzaba a mezclar fechas, hechos y nombres. No encontrar las gafas que tenía en la cabeza era un pequeño ejemplo. Estaba preocupada. Ya había visto a uno de mis padres sucumbir al alzhéimer. No podía soportar la idea de que le estaba sucediendo lo mismo a mi madre.

Terminada la resonancia, nos dirigimos a su cita con el doctor James Brewer, presidente del Departamento de Neurociencia de la Facultad de Medicina de la Universidad de California en San Diego. El doctor Brewer es un distinguido investigador, colega y amigo del doctor Marwan Sabbagh, con quien escribo este libro, y también una persona amable y afable que probablemente ha hecho un poco más fáciles algunas pruebas difíciles para muchos pacientes y familiares preocupados, fueran cuales fueran los resultados.

Brewer comenzó haciéndole algunas preguntas a mi madre, no como el distinguido neurólogo que diagnostica a un paciente, sino en un tono educado e informal, como entre dos personas que se acaban de conocer en una cena de amigos.

—¿De qué trabajabas, Suzanne? —le preguntó a mamá.

Ella contestó que, tras su divorcio, había ido a trabajar a la West Coast University de Irvine, una institución privada especializada en atención sanitaria.

—Interesante. ¿Y qué tipo de trabajo hacías?

Mamá sonrió ampliamente.

—Era Miss Celánea. Hacía un poco de todo.

El doctor Brewer rio.

—Los juegos de palabras están intactos. ¡Muy bien!

A continuación, mamá procedió a reseñar, con precisión curricular, las diferentes posiciones, años e instituciones en que había trabajado durante su periodo de educación superior. Había comenzado como recepcionista en la West Coast University. Con el tiempo llegó a ser funcionaria de registros y concluyó su carrera años más tarde como subdirectora de relaciones con los graduados en la Facultad de Derecho de la Universidad de Loyola, en Los Ángeles.

—Me jubilé en 2004 —concluyó.

—Muy bien —dijo el doctor Brewer—. ¿Entonces ahora vives sola?

—¿Cuenta mi perrito?

El doctor Brewer rio de nuevo. Mamá le habló de su nieta (mi sobrina), que tiene tres hijos y vive cerca, en Chico.

—Ajá —intervino Brewer—. ¡De modo que eres bisabuela!

—Así es —dijo mi madre con orgullo—. Tengo tres bisnietos: dos chicos, de doce y catorce años, y una pequeña que acaba de cumplir cuatro.

El doctor Brewer dejó la libreta y sonrió con admiración, mirándome a mí y a mamá.

—¡Esto está muy bien! —dijo—. Ha sido una historia realmente detallada de tu vida.

Yo sonreía como un padre orgulloso (es curioso cómo se invierten los roles cuando nos hacemos mayores), pero mamá seguía preocupada. Siempre había leído mucho y le expresó al doctor Brewer algunas de sus inquietudes.

—Cuando hay más de dos personajes en una novela, pierdo el hilo —dijo—. Y a veces me equivoco al leer algunas palabras.

Citó el ejemplo concreto de un artículo que había leído en una revista sobre un montañero famoso.

—Leí la palabra «avalancha» como si dijera «avanza» —dijo—. ¡Me quedé muy preocupada!

—¿Has tenido algún cambio en la vista? —quiso saber el doctor Brewer.

—En absoluto. Por otra parte, he perdido la capacidad para hacer cálculos matemáticos de memoria. Sigo cuadrando yo las cuentas de casa, pero se me ha hecho más difícil.

—¿Cuánto tiempo hace que te pasa esto?

—Un año, más o menos.

Ahora me tocaba a mí decir algo, puesto que mamá había permitido que la acompañara.

—He notado que a veces repite la misma historia.

—¿Lo hace en un plazo de cinco minutos más o menos? —preguntó el doctor.

—No, normalmente en unas veinticuatro horas.

No pareció preocuparse demasiado por ello o por el hecho de que mamá se olvidara las gafas en la cabeza la mañana de una serie de pruebas médicas. De hecho, parecía bastante contento con todas sus respuestas.

—Tengo que deciros —comenzó— que no veo nada preocupante. No creo que esté sucediendo nada, excepto...

—Excepto que me estoy haciendo vieja —mamá lo interrumpió para acabar la frase.

El doctor Brewer sonrió abiertamente y puso los resultados de la resonancia en una pantalla de la salita. Señaló dos pequeños lóbulos en cada lado.

—Esto es el hipocampo —explicó—. Es crucial para la construcción de la memoria. Es una de las primeras cosas que destruye la enfermedad de Alzheimer.

Yo ya lo sabía, pero mamá se inclinó hacia adelante, deseosa de aprender.

—Para una persona de setentaiocho años —dijo señalando los lóbulos—, este es un hipocampo precioso.

—Qué bien, mamá —dije, bromeando—. Puedes usar eso para ligar en la cola de la cafetería: «Hola, guapetón, ¿quieres que te enseñe mi hipocampo?».

Ella entornó los ojos.

—Pero ahora en serio —dije, mirando al doctor Brewer—. ¿Qué te parece?

Me respondió a partir de lo que había visto en la entrevista y la resonancia.

—No diría que descartamos completamente el alzhéimer, pero tenemos buenas razones para hacerlo.

Quedan todavía muchas pruebas. Habrá que valorar el equilibrio y la coordinación de mamá; se someterá a un examen físico completo y habrá más evaluaciones psicológicas y cognitivas en profundidad.

En cuanto a sus olvidos, el doctor Brewer descubrió a un posible culpable al leer la lista de los medicamentos que toma mi madre. Tras una intervención quirúrgica en la espalda hace algunos años, se le prescribió amitriptilina, un antidepresivo, para ayudarla a conciliar el sueño. Se ha demostrado, nos dijo, que este fármaco interfiere con los neurotransmisores del cerebro.

—Aunque puede que fuera un medicamento apropiado durante las semanas posteriores a la cirugía, no estoy seguro de que tenga que seguir tomándolo —nos explicó el doctor Brewer en su estilo sencillo.

Pensó también que podría ser conveniente que mi madre realizara una terapia física para ayudarla con el equilibrio. Más adelante descubriríamos que mamá tenía un deterioro cognitivo leve (DCL) por razones vasculares. Sus años de fumadora podrían haber contribuido a ello. Afortunadamente, es tratable, y un ejemplo más de la importancia de los diagnósticos tempranos.

Escuché lo que dijo el doctor Brewer aquel día y asentí. No cabe duda de que mi madre está envejeciendo y, como la mayoría de las personas que se acercan a los ochenta, tiene algunos achaques. No obstante, estoy muy contenta de su estado general. Doy gracias porque, a diferencia de su abuela, de su madre y de su primer marido, mi madre no tiene alzhéimer.

Pero... ¿y yo?

En pocos años me acercaré a la edad probable de aparición del alzhéimer de quienes tienen mi perfil genético 4/4. ¿Que si me pongo de los nervios cuando a veces no encuentro las llaves o se me olvida el nombre de alguien? Ya te digo. Pero la diferencia es que ahora no permito que esto me amargue el día o me condicione la vida.

Acabo encontrando las llaves y recordando el nombre, así que lo atribuyo al proceso normal de envejecimiento y sigo adelante.

Soy muy optimista acerca de mi futuro y lo soy por algunas buenas razones. La asociación BABES se está consolidando. Ahora estamos patrocinando un grupo de apoyo en el ADRC para aquellos que descubren su condición genética. Participo en el grupo y oigo relatos parecidos al mío. Las personas del grupo llegan a nosotros desorientadas, inseguras y muchas veces aterrorizadas. El primer paso en estos casos es validar estos sentimientos; eso hacemos. Después hablamos sobre oportunidades de investigación, estilos de vida y de muchas de las cosas que he estado haciendo durante la última década. Espero que nuestro programa inspire grupos de apoyo similares por las zonas rurales.

Hablando de estilos de vida, como has leído en el capítulo de Marwan sobre protegernos del alzhéimer, hay cada vez más pruebas convincentes de los beneficios de una dieta saludable, actividad física, etcétera. Reconozco que no soy perfecta en este asunto, pero hago un esfuerzo consciente para comer de forma saludable, y en este momento estoy regresando al gimnasio y a las clases de yoga que tanto disfruto.

Mi trabajo de portavoz me sigue manteniendo ocupada. En este momento formo parte de un grupo de trabajo en el que participan conjuntamente el National Institute on Aging (NIA) y los National Institutes of Health (NIH) que estudia el espinoso asunto de la divulgación genética y los biomarcadores. Nuestra tarea es desarrollar recomendaciones sobre cómo y cuándo debería hacerse pública este tipo de información.

Todavía mantengo mi implicación con UsAgainstAlztheimer's y con el subgrupo WomenAgainstAlzheimer's, y seguimos haciendo oír nuestras voces en Washington donde, me alegra decirlo, la gente ahora nos escucha. Desde nuestra cumbre inicial en 2013, la partida que el gobierno destina a la financiación para la investigación del alzhéimer ha aumentado cada año. Estos fondos se destinan a aquellos científicos que estudian los prometedores tratamientos que Marwan ha detallado en el capítulo anterior, lo cual es una razón más para el optimismo.

Sin embargo, a pesar de mi constante labor en el campo del alzhéimer, estoy esforzándome mucho por encontrar el equilibrio en mi vida. Aunque estoy comprometida con la causa, esto no significa que esté necesariamente pensando todo el tiempo en estudios sobre placas, ovillos y cuestiones de financiación, como a veces parece. Hace poco, Doug y yo decidimos buscar un lugar más pequeño donde vivir. Como muchas parejas de nuestra edad, vamos a vender nuestra casa y a buscar algo más reducido. Aunque me encanta Ramona y seguiré visitando esta maravillosa comunidad, sospecho que podemos acabar en algún pequeño pueblo costero por la zona de San Diego. Puesto que salir a navegar me ayuda a meditar, pienso que es posiblemente una buena actividad para mi salud cerebral.

Pero la verdad es que, aunque estoy decidida a apoyar y ayudar a quienes luchan contra el alzhéimer, una de las formas en que estoy aprendiendo a enfrentarme al espectro de esta enfermedad es no pensando en ella. O al menos no tanto como lo hacía algunos años atrás.

Llevar una vida equilibrada. Esto es lo que intentamos hacer, y lo que les digo a quienes luchan con el alzhéimer. A continuación tienes algunas otras cosas que he aprendido en mi odisea con el alzhéimer. Ojalá que te guíen a ti en la tuya.

ABRE TU CORAZÓN A LA BONDAD DE LOS DEMÁS

Durante el tiempo en que me vi abocada al abismo tras la desoladora noticia de que era una 4/4, encontré apoyo, calidez y bondad en muchas personas. Cuando mi familia y yo luchábamos con el alzhéimer de mi padre, también me conmovieron las respuestas incluso de perfectos desconocidos (el encargado del supermercado del que mi padre se llevaba cosas sin pagar, por ejemplo).

Casi todas las personas se han visto afectadas de una u otra forma por esta enfermedad, sea porque conocen a alguien que la padece o por haber cuidado a un ser querido afectado. Entienden la situación. No te sientas avergonzado por la conducta de tu ser querido con alzhéimer. Permite que los demás demuestren su compasión hacia ti y tu familia. Te sorprenderá ver cuántas personas mostrarán empatía.

AVERÍGUALO YA

Mi madre estaba convencida de que tenía alzhéimer. Y tenía razones para creerlo teniendo en cuenta nuestro historial familiar. Yo no estaba convencida de que lo que le sucedía estuviera relacionado con el alzhéimer. Si hubiéramos permitido que esto nos paralizara y hubiéramos ignorado el asunto, rechazado su preocupación o evitado un diagnóstico por temor, nunca habríamos sabido que algunos de sus problemas no se debían al alzhéimer y podían ser tratados. En las páginas anteriores Marwan ha subrayado la importancia de esto. Una intervención precoz supone una diferencia enorme. Así que, por favor, no dejes para más tarde la visita al médico o neurólogo.

NO TODOS LOS CUIDADORES SON IGUALES

Aunque me hubiera gustado mucho que mi madrastra, Jane, buscara a alguien que le ayudara a cuidar a mi padre, ella no se sentía cómoda con la idea. Es posible que tú tampoco estés de acuerdo con algún miembro de tu familia sobre el tratamiento de un ser querido afectado de alzhéimer.

No pasa nada. No vamos a conseguir nada presionando a alguien para que haga algo que no quiere hacer. Haz todo lo que puedas para apoyarle y recuerda que, a veces, las personas solo necesitan un abrazo sincero para superar un día difícil.

Como hemos explicado en el capítulo anterior, la tarea del cuidador es muy ardua, y todos los que participan en esta actividad tienen que darse un poco de espacio y mucha paciencia.

¡HAZTE VOLUNTARIO!

Aunque los voluntarios son la piedra angular de la investigación, el 80 % de los estudios sobre el alzhéimer no consiguen reclutar al número necesario de participantes. Hay muchas razones que lo explican, pero permíteme decir lo siguiente: presentarte como voluntario o inscribir a tu ser querido en algún estudio no es solo un gesto altruista, sino una estrategia fantástica. Con ello estarás a la última de lo que sucede. Aprenderás muchas cosas, como me ha sucedido a mí. Sentirás que eres parte de la solución, no del problema. Desde la primera vez que participé en el estudio en Banner, comencé a sentirme menos como una víctima y más como una luchadora. ¡Sigo formando parte de este estudio longitudinal y me enorgullezco de ello! Permíteme que lo vuelva a decir: sin los que participamos en estos estudios, no habría investigación ni cura.

¡Únete a nosotros! En nuestra guía de recursos al final de este libro hay información sobre cómo puedes ser voluntario en algún estudio o inscribir a un familiar.

AFÉRRATE A LA FE

Durante mis experiencias con el alzhéimer me he enfrentado a menudo con un dolor y una ansiedad constantes que parecían insuperables. La fe es una de las cosas que me han ayudado a seguir adelante. Fue lo que me impidió despedirme de este mundo porque me transmitió que mi experiencia se me ha dado para cambiar las cosas, para dejar una huella valiosa cuando ya no esté aquí. Esta fe también me ha ayudado a ver que, más que una sentencia de muerte, realmente mi genética me ha dado un regalo. Ahora me despierto cada mañana sabiendo que tengo un propósito en la vida.

VUELVE A APRENDER A QUERER

El alzhéimer me enseñó que todos somos humanos y tenemos imperfecciones que a veces hieren a otras personas. En mi caso, me ha permitido ver a mi padre de un modo que nunca habría imaginado. El hombre irascible, severo e insensible que conocí en mi infancia se convirtió en una persona muy distinta. Cuando finalmente pude mirar aquellos ojos vacíos, vi un reflejo imperfecto de mí misma. Sí, pude amarle de nuevo a él y a mí misma.

TU VOZ ES IMPORTANTE

Como has leído en mi relato, me llevó bastante tiempo descubrir que tenía voz. Había sido silenciada muchas veces en el pasado, pero ahora se me invita a utilizarla. Sea dirigiéndome a los miembros de la American Association of Neurologists, a nuestros representantes en Washington, a los medios de comunicación o expresándome en las páginas de este libro, siento ahora que mis palabras ya no caen en oídos sordos.

Recuerdo la noche en que, hace algunos años, vi a Helen Reddy en San Diego participando en la lectura de la obra *Surviving Grace* de Trish Vradenburg. Sentí que mi verdadero yo se encarnaba en la icónica letra de la canción de Helen, «I am woman, hear me roar» [Soy mujer, óyeme rugir].

A mi propia manera, con buenos modales, sigo rugiendo contra la enfermedad que ha asolado a mi familia y a tantas otras, y que puede acabar, finalmente, con mi propia vida.

Pero te diré una cosa: no voy a caer sin dar guerra.

Apéndice I

DOCTOR SABBAGH

Soy investigador en un ámbito de la medicina que cambia a ritmo frenético. En este libro me he referido a nuevos e importantes estudios sobre el alzhéimer. Pero para entender y apreciar mejor la relevancia de estos estudios (y la de futuros ensayos que pueden aparecer próximamente en los medios de comunicación) es importante tener presente que los investigadores trabajamos con muchos tipos de investigaciones. Ahí va un breve informe de algunos de los más comunes.

ESTUDIOS DE OBSERVACIÓN

Todos los estudios trabajan con una hipótesis, una pregunta científica. Una forma de demostrar una hipótesis son los estudios de observación. En este tipo de estudios, las personas viven su vida cotidiana a su manera. Hacen ejercicio cuando quieren, comen lo que les gusta y toman los medicamentos que les recetan sus médicos. Los participantes informan a los investigadores de estas actividades y estos reúnen toda clase de datos sobre las personas que participan en el estudio. En el ejemplo que acabamos de mencionar, los investigadores llevan un registro de la tensión arterial de los participantes y determinan si las personas con la tensión arterial alta padecen más apoplejías o con más frecuencia que quienes tienen una tensión arterial normal. Sin embargo, hay que tener en consideración variables como la actividad física, la diabetes, las enfermedades del corazón, la obesidad y otros factores. Por ello, establecer una conexión entre la tensión arterial y la apoplejía no es tan simple como parece. En los estudios observacionales no hay intervenciones ni tratamientos. Pero estos tipos de estudios son informativos y, en muchos casos, más fáciles de dirigir que las pruebas clínicas aleatorias.

PRUEBAS CONTROLADAS ALEATORIAS

Se considera que las pruebas controladas aleatorias son el mejor estándar para estudiar nuevos tratamientos. De un modo similar a los estudios de cohorte, las pruebas controladas aleatorias siguen a las personas durante un tiempo y su realización conlleva un coste elevado. Como los participantes se asignan aleatoriamente a una intervención (como, por ejemplo, un nuevo fármaco o tratamiento) o a un tratamiento estándar, es más probable que estos estudios muestren la relación real entre una intervención y un resultado en la salud (por ejemplo, la supervivencia). Usando el ejemplo anterior, una prueba clínica podría probar si tomar un medicamento para la presión arterial de forma regular podría reducir la frecuencia de sufrir apoplejías a lo largo del tiempo.

Por ejemplo, en una prueba controlada aleatoria de un medicamento para eliminar el amiloide y la EA, los investigadores podrían asignar la mitad de los participantes a un nuevo fármaco para tratar el alzhéimer o a un placebo. Si al final del estudio las personas que tomaban el fármaco estudiado estaban mejor en términos de memoria que las personas en el grupo de placebo, se consideraría que el medicamento es eficaz. Muchos comportamientos, como la alteración de los hábitos de ingesta de alcohol o de consumo de tabaco, no se pueden probar de este modo porque no sería ético asignar a personas a un comportamiento considerado dañino. En tales casos los investigadores deben usar estudios observacionales.

ESTUDIOS DE CASOS Y CONTROLES

Los estudios de casos y controles son fáciles y poco costosos, pero tienen sus pros y sus contras. Son muy útiles para que los investigadores estudien enfermedades raras o que tardan mucho en desarrollarse. Si se trata de una enfermedad rara, sería indispensable seguir a un grupo grande de gente durante el tiempo necesario como para que varios casos de la enfermedad se desarrollaran. Como los estudios de casos y controles se fijan en exposiciones anteriores de personas que ya tienen una enfermedad, son un buen modo de estudiar una enfermedad, pero, aun así, también presentan posibles problemas. En primer lugar, es posible que a las personas les cueste recordar detalles sobre el pasado, especialmente en cosas como la dieta. En segundo lugar, es posible que los recuerdos sean sesgados (o se vean influenciados) por el hecho de que la información se recopila tras un suceso (como el diagnóstico de ApoE4). En tercer lugar, en lo referente a temas delicados (como drogas y alcohol), las personas con la enfermedad pueden tener mucha más tendencia a dar información completa sobre su historial que el «grupo de control» (es decir, las personas sin la enfermedad). Este tipo de diferencias a la hora de proporcionar información puede influir sobre la precisión de los resultados de estudios de casos y controles.

ESTUDIOS PROSPECTIVOS DE COHORTES

Un estudio prospectivo de cohorte sigue a un gran número de personas durante un periodo de tiempo. Algunas personas se exponen a algo (por ejemplo, hacer ejercicio) y otros no. Los investigadores comparan los distintos grupos para ver cuál tiene más tendencia a desarrollar un resultado (como la EA). Por ejemplo, puede que comparen a personas que hacen ejercicio cada día con personas que hacen ejercicio tres veces a la semana y con personas sedentarias.

APÉNDICE 1

ESTUDIOS EN ANIMALES

Los estudios en animales permiten a los investigadores comprender mejor cómo y por qué algunos factores causan enfermedades en personas. Aun así, los estudios en animales, como los que por ejemplo se llevan a cabo en ratas y ratones, están planteados de un modo distinto a los estudios humanos. En primer lugar, los animales están diseñados genéticamente para reproducir la enfermedad estudiada, y suelen tener una forma acelerada de la enfermedad y una esperanza de vida corta (dos años). Después, los científicos prueban en estos animales fármacos para abordar enfermedades específicas. A menudo buscan exposiciones en mayores dosis y menor duración de lo que sería adecuado para una persona. Aunque los estudios en animales pueden ser útiles para investigaciones futuras en personas, sus conclusiones deben tomarse con cautela. En casi todos los estudios en los que un fármaco se ha aplicado inicialmente en modelos animales, el medicamento ha mostrado un éxito y una eficacia que posteriormente no se han reproducido en los humanos. Por lo tanto, las poblaciones humanas necesitan estudios en humanos.[1]

Apéndice 2

ESTILO DE VIDA, EJERCICIO COGNITIVO
Y ESTUDIO DE MONITORIZACIÓN
DEL PESO Y EL CORAZÓN

El estudio finlandés de intervención geriátrica para la prevención del trastorno cognitivo (FINGER), llevado a cabo por la Alzheimer's Research and Prevention Foundation, fue la primera prueba controlada aleatoria para personas que, como Jamie, tienen el gen ApoE4 y están en riesgo de sufrir la EA.

En este estudio, publicado en *Lancet* en 2015, se seleccionaba a las personas de forma aleatoria para recibir una de varias intervenciones clínicas. Un grupo de «control» es aquel al que no se le da ninguna intervención o al que, en el caso de un estudio de fármacos, se les da un placebo, como una pastilla de azúcar. A los sujetos a los que se les ha hecho una intervención (o se les ha suministrado un medicamento) se los compara con el grupo de control para ver si ha habido algún efecto real. Este estudio de referencia, que contó con casi 1.300 participantes con edades comprendidas entre los sesenta y los setentaisiete años y que duró dos años, encontró formas de prevenir el deterioro cognitivo y de disminuir los factores de riesgo cardiovascular, de discapacidad y de depresión. Además, también descubrió cómo mejorar de forma general la calidad de vida de un paciente con demencia. ¡No es moco de pavo!

Muchas de las intervenciones que se usaron con éxito en el FINGER ya eran prácticas recomendadas antes de que se publicaran los resultados. Aun así, el estudio FINGER confirma la validez de estas recomendaciones. Lo que es más, estudios subsecuentes han corroborado los resultados obtenidos por FINGER, que acabaron demostrando tener beneficios significativos en el rendimiento cognitivo general. Los factores protectores contra el declive cognitivo, según el estudio, son la asesoría dietética, la actividad física, el ejercicio cognitivo, la actividad social y el control y la gestión intensivos por parte de un médico de los factores de riesgo cardiovascular y metabólico. Más adelante hablaremos de estos puntos uno a uno.

PROTOCOLO DE GESTIÓN DE PESO Y DIETA

Dale Bredesen, doctor en medicina y con afiliaciones con la UCLA School of Medicine y el Buck Institute, fue quien desarrolló el protocolo para este estudio, que denominó Metabolic Enhancement for NeuroDegeneration (MEND) [Mejora metabólica para la neurodegeneración]. El protocolo MEND confirma las recomendaciones del FINGER para la gestión del peso y la dieta. Además de lo que comes y en qué cantidad, el estudio MEND demuestra que es importante regular la frecuencia con la que lo haces. El término técnico para esto es *autofagia*. En el estudio MEND se descubrió que el hecho de que pasen entre doce y catorce horas entre tu última comida del día (equivalente a un ayuno modesto diario) y la primera comida del día siguiente tiene un efecto beneficioso para tu cerebro. (Esto implica no asaltar la nevera por la noche porque supone una subida de insulina). El valor añadido es que cuando ayunamos durante doce horas entramos en un estado de cetosis leve, lo que puede tener beneficios para el cerebro. El número de junio de 2016 de la revisa *Aging,* que publicó una versión actualizada del estudio MEND, descubrió que de los diez participantes con «un deterioro cognitivo leve bien definido, un deterioro cognitivo subjetivo o un diagnóstico directo de alzhéimer» antes del inicio del programa, nueve mejoraban. Algunos fueron incluso capaces de volver a trabajar. Otros recuperaron habilidades matemáticas. El protocolo MEND incluía más de dos docenas de intervenciones (intervenciones multimodales) que incluían una dieta sin gluten, la práctica de yoga (u otra forma de *mindfulness*), diversos agentes naturales (como la cúrcuma, el aceite de pescado o la vitamina D), la corrección de deficiencias vitamínicas, la normalización del sueño, la corrección de la disfunción tiroidea, el ejercicio físico y otros. Esta serie de casos anecdóticos, que no se llevaron a cabo como un estudio aleatorizado, cautivó la imaginación del público general y ahora muchas personas buscan aplicarlos.

Pero el factor más significativo, según el parecer del doctor Bredesen, fue el requisito de ayunar al menos tres horas antes de ir a dormir y al menos doce horas entre la última comida del día y la primera del día siguiente. El doctor Bredesen reconoce que la mayoría de los pacientes podría tener dificultades a la hora de seguir todas las pautas de su protocolo y que su estudio resulta pequeño en comparación con el FINGER, que analizó a más de mil sujetos. Además, no hay estudios objetivos a largo plazo que respalden los resultados del estudio del caso original sobre diez sujetos. Aun así, los descubrimientos del doctor Bredesen han dado mucho que pensar a los investigadores de campo (como yo) y, por su propio mérito, ha suscitado un interés en ver más datos.[1]

ESTUDIO DE ESTILO DE VIDA CON INTERVENCIÓN MÚLTIPLE Y ASESORÍA NUTRICIONAL

Otro ensayo clínico que muestra los beneficios en los cambios de estilo de vida es el estudio Multidomain Alzheimer Preventive Trial (MAPT).

Este ensayo de gran envergadura y larga duración se ha diseñado específicamente para probar si múltiples intervenciones de asesoría nutricional, ejercicio físico y estimulación cognitiva, en combinación con un suplemento de ácidos grasos omega 3, son efectivas para retrasar el deterioro cognitivo en adultos mayores con riesgo de tener la EA.

La idea tras este estudio es que múltiples intervenciones son seguramente más beneficiosas que una única intervención. Este enfoque cuenta con otra ventaja: las intervenciones probadas están ampliamente disponibles para millones de adultos de edad avanzada. Además, el MAPT incluye estudios para investigar el beta-amiloide y el posible impacto que la intervención multidominio y/o la suplementación de omega 3 tiene sobre el metabolismo cerebral y la tasa de atrofia (encogimiento) cerebral. Hace falta más seguimiento pero, de nuevo, los cambios en el estilo de vida, incluyendo la dieta y el ejercicio, han demostrado ser esenciales para mantener la enfermedad de Alzheimer a raya, especialmente para aquellos que corren un alto riesgo de tenerla.[2]

ESTUDIO DE ALTO RIESGO PARA APOE4

Jamie participa en GeneMatch, un programa nacional que recluta a participantes para estudios de prevención del alzhéimer mediante las pruebas genéticas (www.endalznow.org/study-opportunities/genematch).

Como se explica en el sitio web del Alzheimer's Prevention Registry, este programa (llevado a cabo por el Banner Alzheimer's Institute en colaboración con varias otras instituciones de investigación de peso) ayuda a los científicos a encontrar participantes cualificados para los estudios. La falta de sujetos es un problema en la investigación del alzhéimer. Como indica el registro, un 80 % de los estudios de investigación no completan la inscripción a tiempo porque no pueden reclutar a suficientes voluntarios. Este importante programa está ayudando a solucionar este problema.

El Generation Program está conformado por dos pruebas experimentales clínicas: el estudio de la generación 1 y el estudio de la generación 2. El registro de GeneMatch puede ayudar a reclutar a los voluntarios necesarios para los estudios del Generation Program.

Estos estudios no buscan a personas con alzhéimer, sino a aquellas que tienen una forma específica del gen ApoE4 que puede aumentar el riesgo de desarrollar la enfermedad.[3]

El objetivo del Generation Program es descubrir si los fármacos experimentales pueden prevenir la aparición de los síntomas del alzhéimer. En estas pruebas experimentales clínicas, los investigadores probarán estos medicamentos en comparación con un placebo. Los estudios muestran una relación entre una sustancia llamada beta-amiloide y la enfermedad de Alzheimer. Los fármacos del estudio quizá pueden evitar que la beta-amiloide se acumule en el cerebro. Los participantes de este programa podrían ayudar a los doctores a comprender mejor una posible forma de evitar la aparición del alzhéimer.[4]

Los participantes en el estudio de la generación 2, que tienen entre sesenta y setentaicinco años, ya saben (por decisión propia o por accidente) que son portadores del gen ApoE4. Si no sabes si eres o no portador del gen (y quieres saberlo), los investigadores te pondrán en contacto con GeneMatch, que te enviará un kit de frotis de mejilla gratuito. La idea de este estudio es ver si tienes unos niveles de amiloide superiores a los esperados porque tienes el gen ApoE4. Al encontrar a personas de alto riesgo con amiloide, los sujetos tendrán también la opción de recibir tratamiento antes de que aparezcan los síntomas. Al pedir una prueba de frotis por correo, no se te comunican tus resultados si no es que se te invita a un centro donde se realiza el estudio.[5]

ESTUDIO SUECO CONFIRMA QUE LAS INTERVENCIONES EN PORTADORES DE APOE4 FUNCIONAN

Como he mencionado anteriormente en el estudio FINGER, los sujetos de entre sesenta y setentaisiete años con factores de riesgo para desórdenes de memoria se dividieron en dos grupos. A uno se le proporcionó únicamente un asesoramiento común de estilo de vida, pero al otro se le sometió a ejercicios físicos y cognitivos, además de proporcionarle tanto asesoramiento de estilo de vida avanzado como ayuda para la gestión del riesgo de enfermedades cardiovasculares. Los resultados mostraron que el grupo con asesoramiento común de estilo de vida tenía un riesgo significativamente superior de deterioro funcional y cognitivo en comparación con el grupo que tuvo intervenciones en su estilo de vida. En 2018, investigadores suecos hicieron un seguimiento de los resultados del estudio FINGER para ver si la presencia del gen ApoE4 incidió en los resultados de la intervención. El grupo de estudio tenía un total de 1.109 personas, de las cuales 362 eran portadoras del gen ApoE4. Los resultados mostraron que un asesoramiento avanzado de estilo de vida prevenía el deterioro cognitivo en aquellos con el gen de riesgo. Según el estudio sueco, las personas con el gen ApoE4 respondieron igual de bien o mejor que los sujetos que no lo tienen.[6]

«A muchas personas les preocupa que los riesgos genéticos de sufrir demencia puedan impedirles disfrutar de los beneficios potenciales de un cambio saludable en el estilo de vida», explica la profesora adjunta Alina Solomon, autora principal del estudio, en *Science Daily*. «Nos alegró ver que ese no era el caso en nuestra intervención, que había empezado de forma temprana, antes de la aparición de un deterioro cognitivo sustancial». La profesora Miia Kivipelto, investigadora principal del estudio FINGER, añadió: «El modelo de intervención FINGER ahora está siendo adaptado y probado de forma global en la iniciativa World Wide FINGERS. Las nuevas pruebas experimentales clínicas en diversas poblaciones con diversos trasfondos culturales y geográficos nos ayudarán a formular estrategias de prevención de la demencia globales». Estudios como este muestran que puedes ganar esta lucha contra tus genes y que hacer cambios de estilo de vida (como la dieta, el ejercicio o dormir de forma restaurativa) son una forma demostrada de hacerlo.[7]

MONITORIZACIÓN DE LAS MUTACIONES GENÉTICAS PARA LA EA

Por favor, ten presente que lo siguiente solo se aplica a unas pocas personas en todo el mundo, pero es importante tener una panorámica completa del punto en el que está la EA.

Un estudio observacional se llevó a cabo para que investigadores de todo el mundo pudieran monitorizar e identificar cambios en individuos portadores de una de las mutaciones genéticas (presenilina 1, presenilina 2 o APP) que se saben que causan la «enfermedad de Alzheimer hereditaria dominante». Estas infrecuentes mutaciones se han transmitido generación tras generación. Aunque hay individuos que, como Jamie, pueden tener una posibilidad del 91 % de tener la EA debido a su estado de 4/4, unas cuantas personas menos cuentan con mutaciones todavía más inusuales que hacen que su posibilidad de tener la enfermedad pase a ser del 100 %. Yo, que me dedico a esto de forma profesional, diagnostico a un paciente con enfermedad de Alzheimer hereditaria dominante una vez cada década.

El estudio Dominantly Inherited Alzheimer Network (DIAN) evaluó a participantes con pruebas cognitivas y clínicas, neuroimágenes y recogida de fluidos biológicos (sangre y líquido cefalorraquídeo) con el objetivo de determinar si había cambios en los portadores de genes presintomáticos destinados a desarrollar la EA. Otro objetivo era establecer una base de datos de investigación y un repositorio de tejidos para respaldar los estudios de otros investigadores de todo el mundo. El conocimiento adquirido en este estudio a largo plazo puede llevar a opciones terapéuticas para detectar y tratar la EA en su etapa más temprana o, incluso, conseguir prevenirla por completo.[8]

Guía de recursos

Aquí tienes una guía de fuentes para poder participar en investigaciones y pruebas experimentales clínicas, además de una lista de los centros de investigación de la enfermedad de Alzheimer que hay en cada estado de Estados Unidos. Para poder consultar una guía actualizada y exhaustiva de todos los aspectos de esta enfermedad, incluyendo información detallada al respecto, desde asistencia legal y financiera hasta terapia para gestionar el dolor y la pena, visita www.alzbabes.org (en inglés).

INFORMACIÓN DE INVESTIGACIÓN Y PRUEBAS EXPERIMENTALES CLÍNICAS

A-LIST: WWW.ALIST4RESEARCH.ORG

A-List es una plataforma colectiva de personas que viven con alzhéimer y otras demencias, adultos en riesgo, cuidadores y familias que exigen que sus preferencias sean oídas y respetadas por la comunidad de investigación.

ALZHEIMER'S PREVENTION REGISTRY: WWW.ENDALZNOW.ORG

Este registro, dirigido por el Banner Alzheimer's Institute, pone en contacto a los investigadores líderes con personas interesadas en tomar parte de estudios del alzhéimer.

GENEMATCH: WWW.ENDALZNOW.ORG/GENEMATCH

Este sitio web pone en contacto a los estudios de prevención con voluntarios adecuados para la investigación a través de pruebas genéticas con kits de frotis de mejilla gratuitos.

BEING PATIENT: WWW.BEINGPATIENT.COM

Being Patient es un sitio web con editores independientes de noticias sobre lo más reciente en investigación del alzhéimer.

BRAIN HEALTH REGISTRY: BRAINHEALTHREGISTRY.ORG

Este registro se dedica a reclutar y observar a personas que responden a preguntas online (sobre salud, estilo de vida e historial médico) y toman pruebas de capacidad cerebral online. El objetivo es crear una amplia reserva de posibles participantes de investigación para pruebas experimentales clínicas, lo que reduciría el tiempo y el coste de la investigación.

NATIONAL INSTITUTE ON AGING: WWW.NIA.NIH.GOV/ALZHEIMERS/ CLINICAL-TRIALS

Aquí puedes encontrar pruebas experimentales clínicas y estudios relacionados con el alzhéimer, otras demencias, deficiencias cognitivas leves y cuidados a pacientes del NIA/NIH. (También puedes ver la sección de centros de investigación de la enfermedad de Alzheimer que hay en esta guía).

TRIALMATCH: WWW.TRIALMATCH.ALZ.ORG

TrialMatch, de la Alzheimer's Association, es un servicio para encontrar voluntarios para pruebas experimentales clínicas personalizadas según la información proporcionada por los usuarios.

DIRECTORIO DE CENTROS DE INVESTIGACIÓN DE LA ENFERMEDAD DE ALZHEIMER (NIA/NIH)

——— ARIZONA ———

ARIZONA ALZHEIMER'S CONSORTIUM

Eric Reiman, doctor en medicina, director
Arizona Alzheimer's Disease Center
Banner Alzheimer's Institute
901 E. Willeta Street

Phoenix, AZ 85006
Sitio web: http://azalz.org/
Línea de información: 602-839-6900
Correo electrónico del director:
eric.reiman@bannerhealth.com
Teléfono del director: 602-839-6999
Fax: 602-839-6253

——— CALIFORNIA ———

STANFORD ALZHEIMER'S
DISEASE RESEARCH CENTER
Universidad de Stanford
Victor W. Henderson, doctor en
medicina, máster en ciencias, director
259 Campus Drive, MC 5405
Stanford, CA 94305–5405
Sitio web: med.stanford.edu/adrc.html
Línea de información: 650-721-2409
Correo electrónico del ADRC:
adrcstanford@stanford.edu
Correo electrónico del direc-
tor: vhenderson@stanford.edu
Teléfono del director: 650-723-5456
Fax: 650-725-6591

UC DAVIS ALZHEIMER'S
DISEASE CENTER
Universidad de California,
Davis Medical Center
Charles S. DeCarli, doc-
tor en medicina, director
4860 Y Street, Suite 3700
Sacramento, CA 95817–4540
Sitio web: www.ucdmc.
ucdavis.edu/alzheimers
Línea de información: 916-734-5496
Correo electrónico del director:
cdecarli@ucdmc.ucdavis.edu
Teléfono del director: 916-734-8413
Fax: 916-734-6525

SATELLITE CENTER
Universidad de Califor-
nia en Davis, East Bay
100 North Wiget Lane, Suite 150
Walnut Creek, CA 94598
John Olichney, doctor en
medicina, director
Teléfono del director: 925-357-6515
Correo electrónico del direc-
tor: jmolichney@ucdavis.edu

UNIVERSIDAD DE
CALIFORNIA EN IRVINE
Frank LaFerla, doctorado, director
Alzheimer's Disease Research Center
Universidad de California, Irvine
5120 Natural Sciences II
Irvine, CA 92697
Sitio web: www.mind.uci.edu
Línea de información: 949-824-3253
Correo electrónico del di-
rector: laferla@uci.edu
Teléfono del director: 949-824-5315
Fax: 949-824-2447

UNIVERSIDAD DE CALIFORNIA
EN SAN DIEGO
James Brewer, doctor en me-
dicina, doctorado, director
Alzheimer's Disease Research Center
Universidad de California, San Diego
9500 Gilman Drive (0948)
La Jolla, CA 92093–0948
Sitio web: http://adrc.ucsd.edu
Línea de información: 858-822-4800
Correo electrónico del
ADRC: adrc@ucsd.edu
Correo electrónico del
director: jbrewer@ucsd.edu
Fax: 858-247-1287

SATELLITE CENTER
Universidad de California en San Diego,
Hispanic Satellite and Outreach
9444 Medican Center Dri-
ve, Suite 1–100
La Jolla, CA 92037
James Brewer, doctor en
medicina, doctorado, director
Teléfono del centro: 858-822-4800
Correo electrónico del
director: jbrewer@ucsd.edu

UNIVERSIDAD DE CALIFORNIA
EN SAN FRANCISCO
Bruce L. Miller, doctor en
medicina, director
Alzheimer's Disease Research Center
Universidad de California, San
Francisco Memory and Aging Center
675 Nelson Rising Lane, Suite 190
San Francisco, CA 94158
Sitio web: http://memory.ucsf.edu
Línea de información: 415-476-3722
Correo electrónico del ADRC:
adrc@memory.ucsf.edu
Correo electrónico del director:
bmiller@memory.ucsf.edu
Teléfono del director: 415-476-5591
Fax: 415-476-4800

UNIVERSIDAD DEL SUR
DE CALIFORNIA
Helena Chui, doctora en
medicina, directora
Alzheimer's Disease Research Center
Universidad del Sur de California
1540 Alcazor Street, CHP, Suite 215
Los Ángeles, CA 90033
Sitio web: http://adrc.usc.edu
Línea de información: 323-442-7600
Correo electrónico del
ADRC: askadrc@usc.edu
Correo electrónico del di-
rector: chui@usc.edu
Teléfono del director: 323-442-7686
Fax: 323-442-7689

——— CAROLINA DEL NORTE ———

UNIVERSIDAD DE WAKE FOREST
Suzanne Craft, doctorada, directora
Alzheimer's Disease Core
Center de Wake Forest
Facultad de Medicina de Wake Forest
Medicina Interna,
Geriatría y Gerontología
Medical Center Boulevard
Winston Salem, NC 27157–0001

Sitio web: www.wakehealth.
edu/alzheimers/
Línea de información:
336–716-MIND (6463) or
855–381-MIND (6463)
Correo electrónico del director: suzcraft@wakehealth.edu
Teléfono del director: 336-713-8830
Fax: 336-713-8826

——— CONNECTICUT ———

UNIVERSIDAD DE YALE
Stephen Strittmatter, doctor en
medicina, doctorado, director
Alzheimer's Disease Center
de la Universidad de Yale
295 Congress Avenue, BCMM 4368
Apartado de correos: 9812
New Haven, CT 06536
Sitio web: http://medi-

cine.yale.edu/adrc
Correo electrónico del
centro: adrc@yale.edu
Línea de información: 203-785-4736
Teléfono del director: 203-785-4878
Fax: 203-785-5098
Correo electrónico del director:
stephen.strittmatter@yale.edu

——— FLORIDA ———

CLÍNICA MAYO, JACKSONVILLE
Neill Graff-Radford, doctor en
medicina, director asociado
Memory Disorder Clinic
4500 San Pablo Road

Jacksonville, FL 32224
Sitio web: www.mayo.edu/
research/centers-programs/alzheimers-
disease-research-center
Teléfono del centro: 904-953-6523

ALZHEIMER'S DISEASE CENTER
DE LA UNIVERSIDAD DE FLORIDA
Todd E. Golde, doctor en me-
dicina, doctorado, director
1Florida Alzheimer's
Disease Research Center
Universidad de Florida
Center for Translational Research
in Neurodegenerative Disease
1275 Center Drive
BMS J-497

Apartado de correos: 100159
Gainesville, FL 32610–0159
Sitio web: http://1floridaadrc.org
Correo electrónico del cen-
tro: info@1floridaadrc.org
Línea de información: 352-273-7436
Correo electrónico del
director: tgolde@ufl.edu
Teléfono del director: 352-273-9456
Fax: 352-294-5060

——— GEORGIA ———

UNIVERSIDAD EMORY
Allan I. Levey, doctor en
medicina, doctorado, director
Alzheimer's Disease Center
Departamento de Neurología
Emory Brain Health Center
12 Executive Park Drive
Atlanta, GA 30329

Sitio web: http://alzheimers.emory.edu
Línea de información: 404-712-6838
Correo electrónico del ADRC:
emoryadrc@emory.edu
Correo electrónico del
director: alevey@emory.edu
Teléfono del director: 404-727-7220
Fax: 404-727-3999

——— ILLINOIS ———

UNIVERSIDAD DEL NOROESTE
M. Marsel Mesulam, doc-
tor en medicina, director
Cognitive Neurology and
Alzheimer's Disease Center
Facultad de Medicina de Feinberg
Universidad del Noroeste
675 North St. Claire, Galter 20–100
Chicago, IL 60611
Sitio web: www.brain.
northwestern.edu
Línea de información: 312-926-1851
Correo electrónico del director:
mmesulam@northwestern.edu
Teléfono del director: 312-908-9339
Fax: 312-908-8789

RUSH UNIVERSITY
MEDICAL CENTER
David A. Bennett, doc-
tor en medicina, director
Alzheimer's Disease Center
Rush University Medical Center
Armour Academic Center
600 South Paulina Street, Suite 1028
Chicago, IL 60612
Sitio web: www.rush.edu/
services/alzheimers-disease-center
Línea de información: 312-942-3333
Correo electrónico del director:
david_a_bennett@rush.edu
Teléfono del director: 312-942-2362
Fax: 312-563-4605

——— INDIANA ———

UNIVERSIDAD DE INDIANA
Andrew Saykin, doctor en
psicología, director
Indiana Alzheimer Disease Center
Health Neuroscience Center de

la Universidad de Indiana
Facultad de Medicina de la
Universidad de Indiana
355 West 16th Street, Suite 4100
Indianapolis, IN 46202

Sitio web: http://iadc.medicine.iu.edu
Línea de información: 317-963-7599
Correo electrónico del
ADRC: iadc@iu.edu
Correo electrónico del
director: asaykin@iu.edu
Teléfono del director: 317-963-7501
Fax: 317-963-7547

SATELLITE CENTER
Healthy Aging Brain Center
Sandra Eskenazi Center for

Brain Care Innovation
Malaz A. Boustani,
doctor en medicina, director
Eskenazi Health
720 Eskenazi Avenue
Indianápolis, Indiana 46202
Sitio web: http://brain.eske-
nazihealth.edu/sandra
Teléfono del centro: 317-880-2224
Correo electrónico del
director: mboustan@iu.edu

——— KANSAS ———

UNIVERSIDAD DE KANSAS
Russell H. Swerdlow, doc-
tor en medicina, director
Alzheimer's Disease Center
Universidad de Kansas
3091 Rainbow Boulevard
Dirección interna 6002
Kansas City, KS 66160

Sitio web: www.kualzheimer.org
Línea de información: 913-588-0555
Correo electrónico del ADRC:
kuamp@kumc.edu
Correo electrónico del
director: rswerdlow@kumc.edu
Teléfono del director: 913-945-6632
Fax: 913-945-5035

——— KENTUCKY ———

UNIVERSIDAD DE KENTUCKY
Linda Van Eldik, doctorada, directora
Alzheimer's Disease Center de
la Universidad de Kentucky
Sanders-Brown Center on Aging
101 Sanders-Brown Building
800 South Limestone Street
Lexington, KY 40536–0230
Sitio web: www.uky.edu/coa
Línea de información: 859-323-6040
Correo electrónico del
director: linda.vaneldik@uky.edu
Teléfono del director: 859-257-5566
Fax: 859-323-2866

SATELLITE CENTER
Minority Gateway Clinic
Charles D. Smith,
doctor en medicina, director
UK Polk Dalton Clinic
217 Elm Tree Lane
Lexington, KY 40507
Teléfono del centro: 859-323-5550
Correo electrónico del
director: csmith@mri.uky.edu

——— MARYLAND ———

UNIVERSIDAD JOHNS HOPKINS
Marilyn Albert, doctorada, directora
Alzheimer's Disease Research Center
Universidad Johns Hopkins
Reed Hall 226
1620 McElderry Street
Baltimore, MD 21205

Sitio web: www.alzresearch.org
Línea de información: 410-502-5164
Correo electrónico del
director: malbert9@jhmi.edu
Teléfono del director: 410-614-3040
Fax: 410-502-2189

——— MASSACHUSETTS ———

UNIVERSIDAD DE BOSTON
Neil Kowall, doctor en
medicina, director
Alzheimer's Disease Center
Boston VA Medical Center
Neurology Service C-1271
150 South Huntington Avenue
Jamaica Plain, MA 02130
Sitio web: www.bu.edu/alzresearch
Línea de información:
1–888-458-2823
Correo electrónico del
ADRC: buad@bu.edu
Correo electrónico del
director: nkowall@bu.edu
Teléfono del director: 857-364-4831
Fax: 857-364-4454

MASSACHUSETTS GENERAL
HOSPITAL / ESCUELA DE
MEDICINA DE HARVARD
Bradley T. Hyman, doctor en
medicina, doctorado, director
Alzheimer's Disease Research Center
Massachusetts General Hospital
Departamento de Neurología
CNY 114–2009
16th Street
Charlestown, MA 02129
Sitio web: http://madrc.org
Línea de información: 617-726-3987
Correo electrónico del direc-
tor: bhyman@partners.org
Teléfono del director: 617-726-2299
Fax: 617-724-1480

——— MÍCHIGAN ———

UNIVERSIDAD DE MÍCHIGAN
Henry Paulson, doctorado, director
Alzheimer's Disease Center de
la Universidad de Míchigan
2101 Commonwealth
Boulevard, Suite D
Ann Arbor, MI 48105

Sitio web: http://
alzheimers.med.umich.edu
Línea de información: 734-936-8803
Correo electrónico del director:
henryp@med.umich.edu
Teléfono del director: 734-615-5632
Fax: 734-764-6444

——— MINNESOTA ———

CLÍNICA MAYO
Ronald C. Petersen, doctor en
medicina, doctorado, director
Alzheimer's Disease Research Center
Departamento de Neurología
200 1st Street S.W.
Rochester, MN 55905
Sitio web: www.mayo.edu/re-
search/centers-programs/alzhei-

mers-disease-research-center
Línea de información: 507-284-1324
Correo electrónico del ADRC:
mayoadc@mayo.edu
Correo electrónico del director:
peter8@mayo.edu
Teléfono del director: 507-538-0487
Fax del director: 507-538-6012
Fax principal: 507-538-0878

——— MISURI ———

UNIVERSIDAD WASHINGTON
EN SAN LUIS
John C. Morris, doctor en
medicina, director

Alzheimer's Disease Research Center
Facultad de Medicina de la
Universidad de Washington
Departamento de Neurología

4488 Forest Park Avenue, Suite 130
St. Louis, MO 63110
Sitio web: http://alzheimer.wustl.edu
Línea de información: 314-286-2683

Correo electrónico del director:
morrisj@abraxas.wustl.edu
Teléfono del director: 314-286-2881
Fax: 314-286-2763

———— NUEVA YORK ————

UNIVERSIDAD DE COLUMBIA
Scott Small, doctor en
medicina, director
Alzheimer's Disease Center de
la Universidad de Columbia
Sergievsky Center
630 West 168th Street, PH 18
Nueva York, NY 10032
Sitio web: www.cumc.
columbia.edu/adrc
Línea de información: 212-305-9168
Correo electrónico del director:
sas68@columbia.edu
Teléfono del director: 212-305-1269
Fax: 212-342-4554

SATELLITE CENTER
ADRC Northern Manhattan
Community Satellite
Memory Disorders, 1st Floor
Lawrence S. Honig, doctor en
medicina, doctorado, director
1051 Riverside Drive
Nueva York, NY 10032
Línea de información: 212-305-9168
Correo electrónico: am4717@
cumc.columbia.edu
Correo electrónico del director:
lh456@cumc.columbia.edu

FACULTAD DE MEDICINA
DE MOUNT SINAI
Mary Sano, doctorada, directora
Alzheimer's Disease Research Center
Departamento de Psiquiatría
Facultad de Medicina de Mount Sinai

One Gustave Levy Place, Box 1230
Nueva York, NY 10029
Sitio web: http://icahn.
mssm.edu/research/adrc
Línea de información: 212-241-8329
Correo electrónico del director:
mary.sano@mssm.edu
Teléfono del director: 718-741-4228
Fax: 718-562-9120

UNIVERSIDAD DE NUEVA YORK
Thomas Wisniewski, doctor
en medicina, director
Alzheimer's Disease Center de la
Universidad de Nueva York
Center for Cognitive Neurology
145 E. 32nd Street, 5th Floor
New York, NY 10016
Sitio web: www.med.nyu.edu/adc
Línea de información: 212-263-8088
Correo electrónico del director:
thomas.wisniewski@nyumc.org
Teléfono del director: 212-263-3252
Fax: 212-263-6991

SATELLITE CENTER
Alzheimer's Disease Center
Multicultural Program
Karyn Marsh, doctorada, directora
Universidad de Nueva York
Langone Medical Center
145 East 32nd Street, 2nd Floor
Nueva York, NY 11216
Teléfono del centro: 212-263-3201
Correo electrónico del direc-
tor: karyn.marsh@nyumc.org

——— OREGON ———

OREGON HEALTH & SCIENCE UNIVERSITY
Jeffrey Kaye, doctor en medicina, director
Aging and Alzheimer's Disease Center CR 131
3181 SW Sam Jackson Park Road
Portland, OR 97239–3098
Sitio web: http://www.ohsu.edu/xd/
health/services/brain/
getting-treatment/diagnosis/
alzheimers-aging-dementia/index.cfm
Línea de información: 503-494-6976
Correo electrónico del director:
kaye@ohsu.edu
Teléfono del director: 503-494-6976
Fax: 503-494-7499

——— PENSILVANIA ———

UNIVERSIDAD DE PENSILVANIA
John Q. Trojanowski, doctor en medicina, doctorado, director
Alzheimer's Disease Center
Universidad de Pensilvania
3rd Floor Maloney
3600 Spruce Street
Filadelfia, PA 19104-4283
Sitio web: http://
pennmemorycenter.org
Línea de información: 215-662-7810
Correo electrónico del director:
trojanow@mail.med.upenn.edu
Teléfono del director: 215-662-6399
Fax: 215-349-5909

UNIVERSIDAD DE PITTSBURGH
Oscar Lopez, doctor en medicina, director
Alzheimer's Disease Research Center
Universidad de Pittsburgh
Departamento de Neurología
3501 Forbes Avenue, Suite 830
Pittsburgh, PA 15213
Sitio web: www.adrc.pitt.edu
Línea de información: 412-692-2700
Correo electrónico del director:
lopezol@upmc.edu
Teléfono del director: 412-246-6869
Fax del centro: 412-246-6873

SATELLITE CENTER
Alzheimer's Outreach and Resource Center
Hill House Association
Oscar Lopez, doctor en medicina, director
1835 Centre Avenue, Suite 230
Pittsburgh, PA 15219
Teléfono del centro: 412-261-0742
Correo electrónico del director:
lopezol@upmc.edu

——— TEXAS ———

UNIVERSIDAD DE TEXAS, SOUTHWESTERN MEDICAL CENTER
Roger N. Rosenberg, doctor en medicina, director
Alzheimer's Disease Research Center
SW Medical Center de la
Universidad de Texas
5323 Harry Hines Boulevard
Dallas, TX 75390–9129
Sitio web: https://www.utsouthwestern.
edu/education/medical-school/
departments/neurology/programs/
alzheimers-disease-center/

Línea de información: 214-648-0563
Correo electrónico del ADC:
adc@utsouthwestern.edu
Correo electrónico del director: roger.

rosenberg@utsouthwestern.edu
Teléfono del director: 214-648-3239
Fax: 214-648-6824

—— WASHINGTON ——

NATIONAL ALZHEIMER'S COORDINATING CENTER (NACC)

Walter Kukull, doctorado, director
National Alzheimer's
Coordinating Center
4311 11th Avenue NE, Suite 300
Seattle, WA 98105
Sitio web: www.alz.washington.edu
Línea de información: 206-543-8637
Correo electrónico: naccmail@uw.edu
Fax: 206-616-5927

UNIVERSIDAD DE WASHINGTON

Thomas Grabowski,
doctor en medicina, director
Alzheimer's Disease Research Center
Universidad de Washington
Box 357115
Seattle, WA 98195–7115
Sitio web: www.pathology.
washington.edu/research/adrc
Línea de información: 855-744-0588
Correo electrónico del
ADRC: uwadrc@uw.edu
Correo electrónico del
director: tgrabow@uw.edu
Teléfono del director: 206-616-0021
Fax: 206-543-3495

—— WISCONSIN ——

SANJAY ASTHANA, DOCTOR EN MEDICINA, DIRECTOR

Alzheimer's Disease Research
Center de Wisconsin
Universidad de Wisconsin
2870 University Avenue, Suite 106
Madison, WI 53705
Sitio web: www.adrc.wisc.edu
Línea de información: 608-263-2582
Correo electrónico del ADRC:
adrc@medicine.wisc.edu
Correo electrónico del director:
sa@medicine.wisc.edu
Teléfono del director:
608-262-8597 o 608-263-9969
Fax: 608-280-7165

SATELLITE CENTER

Wisconsin ADRC Minority
Recruitment Satellite Program
Dorothy Edwards, doctorada, directora
J5/1 Mezzanine
600 Highland Avenue
Madison, WI 53792
Teléfono del centro: 608-263-2582
Correo electrónico del director:
dfedwards@education.wisc.edu

Notas

Capítulo 2: La devastadora noticia

1. «What Causes Alzheimer's Disease?», National Institute on Aging, acceso el 13 de octubre de 2018, https://www.nia.nih.gov/health/what-causes-alzheimers-disease/.

Capítulo 4: El ABC del ALZ

1. Hanns Hippius, doctor en medicina, «The Discovery of Alzheimer's Disease», *Dialogues in Clinical Neuroscience*, vol. 5, marzo de 2003, consultado el 14 de noviembre de 2018, https://www.ncbi.nlm.nih.gov/pmc/articles/PMC3181715/.
2. Robert Katzman, doctor en medicina, «The Prevalence and Malignancy of Alzheimer's Disease», *Archives of Neurology* 33, n.º 4 (abril de 1976): 217–18. Recuperado de JAMA Network, https://jamanetwork.com/journals/jamaneurology/article-abstract/574311.
3. *New York Times*, https://www.nytimes.com/2008/09/24/us/24katzman.html.
4. «Facts and Figures», Alzheimer's Association, consultado el 24 de octubre de 2018, https://www.alz.org/facts/.
5. Marie Pasinski, doctora en medicina, con Jodie Gould, *Beautiful Brain, Beautiful You* (Boston: Hyperion/Harvard University, 2011), p. 75.
6. Proyecto informativo del Proyecto del Genoma Humano 1990–2003, consultado el 24 de octubre de 2018, https://web.ornl.gov/sci/techresources/Human_Genome/index.shtml.

Capítulo 5: El rompecabezas genético de la EA

1. Proyecto informativo del Proyecto del Genoma Humano 1990–2003, consultado el 24 de octubre de 2018, https://web.ornl.gov/sci/techresources/Human_Genome/index.shtml.

CAPÍTULO 6: ¿ME HAGO LA PRUEBA O NO?

1. «What is genetic testing?», Genetics Home Reference, US National Library of Medicine, consultado el 24 de octubre de 2018, https://ghr.nlm.nih.gov/primer/testing/genetictesting/.

2. «Huntington disease», MedlinePlus, consultado el 24 de octubre de 2018, https://medlineplus.gov/ency/article/000770.htm.

3. «Genes», MedlinePlus, consultado el 24 de octubre de 2018, https://medlineplus.gov/ency/article/002371.htm.

4. «Genes and human disease», Genomic Resource Centre, Organización Mundial de la Salud, consultado el 24 de octubre de 2018, www.who.int/genomics/public/geneticdiseases/en/index3.html.

5. «GeneMatch, a Program of the Alzheimer's Prevention Registry Online», Alzheimer's Prevention Library, consultado el 24 de octubre de 2018, https://www.endalznow.org/study-opportunities/genematch/.

6. Robert C. Green, doctor en medicina, et al., «Disclosure of APOE Genotype for Risk of Alzheimer's Disease», *New England Journal of Medicine*, 361 (16 de julio de 2009): 245–54, http://www.nejm.org/doi/full/10.1056/NEJMoa0809578/.

7. Bemelmans SA, Tromp K, Bunnik EM, Milne RJ, Badger S, Brayne C, Schermer MH, Richard E, «Psychological, Behavioral and Social Effects of Disclosing Alzheimer's Disease Biomarkers to Research Participants: A Systematic Review», Alzheimers Res Ther. 10 de noviembre de 2016; 8(1):46; https://www.ncbi.nlm.nih.gov/pubmed/27832826.

8. Richard Engel, *Today*, consultado el 15 de octubre de 2018, https://www.today.com/health/richard-engel-shares-son-s-battle-rett-syndrome-genetic-disorder-t121898.

9. One little boy's DNA brings the promise of a healthy tomorrow for many», Jan and Dan Duncan Neurological Research Institute, consultado el 24 de octubre de 2018, http://www.duncannri.org/.

10. Engel, *Today*.

11. Anna Almendrala, «Home Genetic Tests May Be Riddled With Errors, and Companies Aren't Keeping Track», *Huffington Post*, 3 de abril de 2018, https://m.huffpost.com/us/entry/us_5ac27188e4b04646b6451c42/.

12. Almendrala, «Home Genetic Tests», https://m.huffpost.com/us/entry/us_5ac27188e4b04646b6451c42/.

13. Jeneen Interlandi, «Should You Try an At-Home Genetic Test?»,

Consumer Reports, 02 de abril de 2018, https://www.consumerreports. org/genetic-testing/at-home-genetic-test-kits-what-you-need-to-know/.

CAPÍTULO 8: LOS RIESGOS REALES DEL ALZHÉIMER

1. K. Hao et al., «Shared Genetic Etiology Underlying Alzheimer's Disease and Type 2 Diabetes», *Molecular Aspects of Medicine* 43–44 (junio - octubre 2015):66–76, https://doi.org/10.1016/j.mam.2015.06.006.

2. E. R. Mayeda, R. A. Whitmer, and K. Yaffe, «Diabetes and Cognition», *Clinics in Geriatric Medicine* 31, no. 1, ix, (febrero 2015):101–15, https:// doi.org/10.1016/j.cger.2014.08.021.

3. «Type 2 Diabetes», Mayo Clinic, consultado octubre 24, 2018, www. mayoclinic.org/diseases-conditions/type-2-diabetes/diagnosis-treatment/ drc-20351199/.

4. Rachel A. Whitmer, «The Epidemiology of Adiposity and Dementia», *Current Alzheimer Research* 4, no. 2 (2007):117–22, https://doi.org/10.217 4/156720507780362065.

5. Whitmer, «Epidemiology of Adiposity and Dementia».

6. Whitmer, «Epidemiology of Adiposity and Dementia».

7. Whitmer, «Epidemiology of Adiposity and Dementia».

8. «What Is Vascular Disease?» WebMD, consultado octubre 25, 2018, https://www.webmd.com/heart-disease/vascular-disease#1.

9. «What Is Ischemia?» WebMD, consultado octubre 25, 2018, https:// www.webmd.com/heart-disease/what-is-ischemia#1.

10. «Picture of the Brain», WebMD, consultado octubre 25, 2018, https:// www.webmd.com/brain/picture-of-the-brain#1.

11. «What Is a TIA?» WebMD, consultado octubre 25, 2018, https://www. webmd.com/stroke/what-is-tia#1.

12. Miia Kivipelto et al., «Risk Score for the Prediction of Dementia Risk in 20 Years Among Middle Aged People: A Longitudinal, Population-Based Study», *The Lancet Neurology* 5, no. 9 (septiembre 2006): 735–41, https://doi.org/10.1016/S1474-4422(06)70537-3.

13. M. S. Beerim et al., «Coronary Artery Disease Is Associated with Alzheimer's Disease Neuropathology in ApoE4 Carriers», *Neurology* 66, no. 9 (mayo 2006): 1399–1404, https://doi.org/10.1212/01. wnl.0000210447.19748.0b.

14. «Preventing Cognitive Decline and Dementia: A Way Forward», The National Academies of Science, Engineering, and Medicine, junio 22, 2017, http://nationalacademies.org/hmd/reports/2017/preventing-cognitive-decline-and-dementia-a-way-forward.aspx.

15. K. Takahata, H. Tabuchi, and M. Mimura, «Late-onset Neurodegenerative Diseases Following Traumatic Brain Injury: Chronic Traumatic Encephalopathy (CTE) and Alzheimer's Disease Secondary to TBI (AD-TBI)», *Brain and Nerve* 68, no. 7 (julio 2016): 849–57, https://doi.org/10.11477/mf.1416200517.

16. M. N. Sabbagh, doctor en medicina, et al., «Smoking affects the phenotype of Alzheimer disease», *Neurology* 64, n.º 7 (12 de abril de 2005), https://doi.org/10.1212/01.WNL.0000156912.54593.65.

17. M. Rusanen, R. A. Whitmer, et al., «Heavy smoking in midlife and long-term risk of Alzheimer disease and vascular dementia», *Archives of Internal Medicine* 171 n.º 4 (28 de febrero de 2011): 333–9. Recuperado de https://www.ncbi.nlm.nih.gov/pubmed/20975015/.

CAPÍTULO 10: CONVIRTIÉNDOME EN CUIDADORA

1. «Caregiver Statistics: Demographics», Family Caregiver Alliance, consultado el 17 de octubre de 2018, https://www.caregiver.org/caregiver-statistics-demographics/.

2. Daisy Urgiles, «Gene Wilder's Widow Shares Heartfelt Essay on His Battle with Alzheimer's», *Guideposts*, consultado el 17 de octubre de 2018, https://www.guideposts.org/friends-and-family/caregiving/caregiver-burnout/gene-wilders-widow-shares-heartfelt-essay-on-his/.

3. «Caregiver Briefcase», American Psychological Association, consultado el 17 de octubre de 2018, https://www.apa.org/pi/about/publications/caregivers/.

4. «Alzheimer's: Smoothing the transition on moving day», Clínica Mayo, consultado el 17 de octubre de 2018, https://www.mayoclinic.org/healthy-lifestyle/caregivers/in-depth/alzheimers/art-20046610?pg=2/.

5. «Alzheimer's», Clínica Mayo.

6. Philip Sherwell, «Judge lost husband to Alzheimer's—and love», *The Telegraph*, 27 de enero de 2008, https://www.telegraph.co.uk/news/uknews/1576716/Judge-lost-husband-to-Alzheimers-and-love.html.

7. «Taking Care of YOU: Self-Care for Family Caregivers», Family

Caregiver Alliance, acceso el 17 de octubre de 2018, https://www.caregiver.org/taking-care-you-self-care-family-caregivers.

8. «Taking Care of YOU», Family Caregiver Alliance.

CAPÍTULO 11: PROTEGERTE CONTRA LA EA, PARTE I: DIETA

1. Scarmeas N, Stern Y, Tang MX, Mayeux R, Luchsinger JA, «Mediterranean Diet and Risk for Alzheimer's Disease», Ann Neurol, junio de 2006; 59(6):912–21; https://www.ncbi.nlm.nih.gov/pubmed/16622828.

2. M. C. Morris, «MIND diet associated with reduced incidence of Alzheimer's disease», *Alzheimer's and Dementia* 11, n.º 9 (septiembre de 2015): 1007–14. Recuperado de https://www.ncbi.nlm.nih.gov/pubmed/25681666/.

3. «Hidden in Plain Sight», SugarScience, University of California–San Francisco, consultado el 18 de octubre de 2018, sugarscience.ucsf.edu/hidden-in-plain-sight/.

4. *Nutrients*. 1 de septiembre de 2015; 7(9):7332–57; doi: 10.3390/nu7095341. «Shared Neuropathological Characteristics of Obesity, Type 2 Diabetes and Alzheimer's Disease: Impacts on Cognitive Decline», Walker JM, Harrison FE.

5. Tangney CC, Kwasny MJ, Li H, Wilson RS, Evans DA, Morris MC, «Adherence to a Mediterranean-Type Dietary Pattern and Cognitive Decline in a Community Population», *American Journal of Clinical Nutrition*, marzo de 2011; 93(3):601–7; https://www.ncbi.nlm.nih.gov/pubmed/?term=vegetables+AND+Morris+MC+AND+CHAP.

6. Marwan Sabbagh, doctor en medicina, «How Do Dietary Habits Influence Alzheimer's Risk», presentación de diapositivas, 2014.

7. Sabbagh, presentación de diapositivas, 2014.

8. Sabbagh, presentación de diapositivas, 2014.

9. Sabbagh, presentación de diapositivas, 2014.

10. Sabbagh, presentación de diapositivas, 2014.

11. Sabbagh, presentación de diapositivas, 2014.

12. «Resveratrol promotes clearance of Alzheimer's disease amyloid-beta peptides», Marambaud P, Zhao H, Davies P, *J Biol Chem*, 11 de noviembre de 2005; 280(45):37377–82. Epub, 14 de septiembre de 2005.

13. R. K. Dubey, «Resveratrol, a red wine constituent, blocks the antimitogenic effects of estradiol on human female coronary artery smooth muscle cells», *The Journal of Clinical Endocrinology and Metabolism* 95, n.º 9 (septiembre de 2010): E9–17. Recuperado de https://www.ncbi.nlm.nih.gov/pubmed/20534756/.

14. Dubey, «Resveratrol».

CAPÍTULO 12: PROTEGERTE CONTRA LA EA, PARTE 2: ACTIVIDAD FÍSICA

1. «Doctors Say Exercise Is the Best Medicine for Cognitive Impairment», Being Patient, consultado el 19 de octubre de 2018, https://www.beingpatient.com/mild-cognitive-impairment-exercise/.

2. «44-Year Study Ties Midlife Fitness to Lower Dementia Risk», Alzforum, 28 de marzo de 2018, https://www.alzforum.org/news/research-news/44-year-study-ties-midlife-fitness-lower-dementia-risk/.

3. «Study: Exercise Is Good for All Brains», HT Health, *Herald-Tribune*, 23 de julio de 2015, http://health.heraldtribune.com/2015/07/23/study-exercise-is-good-for-all-brains/.

4. Light Watkins, *Bliss More: How to Succeed in Meditation Without Really Trying* (Nueva York: Ballantine Books, 2018).

5. Sat Bir Singh Khalsa con Jodie Gould, *Your Brain on Yoga* (Boston: Harvard Health Publications, 2013), p. 17.

6. «Combatting Loneliness One Conversation at a Time», Joe Cox Loneliness, consultado el 14 de noviembre de 2018, https://www.jocoxloneliness.org/pdf/a_call_to_action.pdf.

7. Jo Cox Loneliness, consultado el 19 de octubre de 2018, https://www.jocoxloneliness.org/.

8. Paula Span, «Loneliness Can Be Deadly for Elders; Friends Are the Antidote», *New York Times*, 30 de diciembre de 2016,

9. Ceylan Yeginsu, «UK Appoints a Minister for Loneliness», *New York Times*, 17 de enero de 2018, https://www.nytimes.com/2018/01/17/world/europe/uk-britain-loneliness.html/.

10. Yeginsu, «UK Appoints a Minister for Loneliness».

11. Jiska Cohen-Mansfield, PhD, et al., «The Value of Social Attributes of Stimuli for Promoting Engagement in Persons with Dementia», *Journal*

of Nervous and Mental Diseases 198, n.º 8 (1 de agosto de 2010): 586–92, https://journals.lww.com/jonmd/Abstract/2010/08000/The_Value_of_Social_Attributes_of_Stimuli_for.10.aspx.

12. «Social Interaction», Healthy Brains, consultado el 25 de octubre de 2018, https://healthybrains.org/pillar-social/.

13. «Preventive Visit and Yearly Wellness Exams», Medicare. gov, Official US Government Site for Medicare, consultado el 19 de octubre de 2018, https://www.medicare.gov/coverage/preventive-visit-yearly-wellness-exams.

CAPÍTULO 13: ¿UN MUNDO SIN ALZHÉIMER? ¡SÍ!

1. «What Is the A4 Study?», The A4 Study, http://a4study.org/about/.

2. «Biomarker Qualification for Risk of Mild Cognitive Impairment (MCI) Due to Alzheimer's Disease (AD) and Safety and Efficacy Evaluation of Pioglitazone in Delaying Its Onset (TOMMORROW)», ClinicalTrials. gov, consultado el 19 de octubre de 2018, https://clinicaltrials.gov/ct2/show/NCT01931566.

APÉNDICE 1: DOCTOR SABBAGH

1. «Komen Perspectives—The Importance of Clinical Trials in Breast Cancer Treatment», Susan G. Komen, julio de 2012, https://ww5.komen.org/KomenPerspectives/Komen-Perspectives---The-Importance-of-Clinical-Trials-in-Breast-Cancer-Treatment-(julio-2012).html.

APÉNDICE 2: ESTILO DE VIDA, EJERCICIO COGNITIVO Y ESTUDIO DE MONITORIZACIÓN DEL PESO Y EL CORAZÓN

1. John Weeks, «Integrative MEND Protocol for Reversing Alzheimer's Picked Up in Aging and by George Washington University», *Integrative Medicine: A Clinician's Journal* 15, n.º 4 (agosto de 2016): 24–26, https://www.ncbi.nlm.nih.gov/pmc/articles/PMC4991646/.

2. S. Andrieu, B. Vellas, et al., «MAPT Study: A Multidomain Approach for Preventing Alzheimer's Disease: Design and Baseline Data», *The Journal of Prevention of Alzheimer's Disease* 1, n.º 1 (1 de junio de 2014): 13–22, https://www.ncbi.nlm.nih.gov/pmc/articles/PMC4652787/.

3. «Generation Program – Multiple Sites», Alzheimer's Prevention Registry, consultado el 23 de octubre de 2018, https://www.endalznow.org/studies/generation-program-multiple-sites.

4. E. M. Reiman, «Alzheimer's Prevention Initiative: A Plan to Accelerate the Evaluation of Presymptomatic Treatments», *Journal of Alzheimer's Disease* 26, n.º 3 (2011): 321–9, https://www.ncbi.nlm.nih.gov/pubmed/21971471.

5. «Generation Program», Alzheimer's Prevention Registry, consultado el 25 de octubre de 2018, https://www.endalznow.org/studies/generation-program-multiple-sites.

6. University of Eastern Finland, «Lifestyle Changes Prevent Cognitive Decline Even in Genetically Susceptible Individuals», *Science Daily*, 25 de enero de 2018, www.sciencedaily.com/releases/2018/01/180125101309.htm.

7. A. Solomon, et al. «Effect of the Apolipoprotein E Genotype on Cognitive Change During a Multidomain Lifestyle Intervention: A Subgroup Analysis of a Randomized Clinical Trial», *JAMA Neurology* 75, n.º 4 (abril de 2018): 462–70, https://jamanetwork.com/journals/jamaneurology/article-abstract/2670443.

8. «Developing an international network for Alzheimer research: The Dominantly Inherited Alzheimer Network», Morris JC, Aisen PS, Bateman RJ, Benzinger TL, Cairns NJ, Fagan AM, Ghetti B, Goate AM, Holtzman DM, Klunk WE, McDade E, Marcus DS, Martins RN, Masters CL, Mayeux R, Oliver A, Quaid K, Ringman JM, Rossor MN, Salloway S, Schofield PR, Selsor NJ, Sperling RA, Weiner MW, Xiong C, Moulder KL, Buckles VD. Clin Investig (Lond), 1 de octubre de 2012; 2(10):975–984.

Agradecimientos

De Jamie Tyrone:

En primer lugar quiero dar mi más profundo agradecimiento al doctor Marwan Sabbagh por haber creído en la importancia de mi historia y por darme la valentía y la resistencia para embarcarme en un proyecto que nunca creí posible. Ha habido momentos en los que me he planteado si iba a ser lo suficientemente fuerte como para seguir adelante. Su paciencia y orientación son regalos que apreciaré para siempre.

También quiero darle una cantidad ilimitada de elogios y gracias a nuestro prodigioso escritor, John Hanc, quien ha podido recrear vívidamente mi historia para que cobrara vida y ha conseguido articular con claridad las complejas bases genéticas del alzhéimer, además de las importantes observaciones de mi coautor sobre las estrategias para ayudar a prevenir y tratar esta en enfermedad.

Mi más sincero aprecio por nuestra agente literaria, Linda Konner, quien ha creído en este proyecto, consiguió a una editorial a la velocidad de la luz y me ha cuidado a lo largo del proceso como autora primeriza. Quiero expresar mi gratitud a los expertos editores de HarperCollins Christian Publishing, Megan Dobson y Sam O'Neal; a la escritora Jodie Gould por sus aportaciones vitales a este proyecto; y a Ann Napoletan, quien ha creado la fabulosa y potente guía de recursos para el libro y nuestro sitio web.

A mi familia del Banner Alzheimer's Institute: el doctor Eric Reiman, el doctor Pierre Tariot, la doctora en medicina Jessica Langbaum, el doctor Richard Caselli de la Clínica Mayo, y el equipo de investigación al completo, que constantemente mostraba su gratitud por mi participación en la investigación y una infatigable dedicación para ayudar a encontrar una cura.

Al doctor James Brewer, el doctor Doug Galasko, la doctora en medicina Lisa Delano-Wood, al equipo del Shiley-Marcos Alzheimer's Disease Research Center de la Universidad de California en San Diego, y a mi ángel en esta tierra Mary Sundsmo, quien me ofreció un hogar y un lugar de refugio cuando más los necesité.

A todos los terapeutas y asesores genéticos a los que adoro y admiro, en especial Susan Hahn, Susan Blanton y Jill Goldman, que me proporcionaron una plataforma, valentía y validación de mi experiencia para que me sintiera capaz de usar mi voz.

A George Vradenburg y Meryl Comer, por tener la confianza de invitarme a ser una de las fundadoras de WomenAgainstAlzheimer's, una red de USAgainstAlzheimer's. Quiero mostrar un reconocimiento especial al esforzado equipo de USA2, que me ha proporcionado las herramientas para ser la portavoz que soy hoy en día. En nombre de todos los portavoces, os estamos muy agradecidos.

A los voluntarios de investigación como mi amigo Jeff Borghoff: gracias por ofrecer lo más valioso que tienen a la lucha contra esta enfermedad: su tiempo, dedicación y compromiso. Que Dios les bendiga, a todos y cada uno de ustedes.

A mi prodigiosa, amable y compasiva terapeuta, la doctora Adrianne Ahern, quien me rescató del borde del abismo de la desesperación para ayudarme a abrazar un futuro brillante y maravilloso. Mi corazón rebosa alegría cada día.

A Carolyn Olsen, Jeanne Ames, Jeanne Irwin, Lynda Everman (la Babe energética), Marilyn Wotring, Rebecca Ailes-Fine, Jayne Slade y Candice Berkman, que me dejaron llorar muchas lágrimas seguidas de risas y maravillosos recuerdos. ¡Las mejores Babes para siempre!

A Doris Zallen, autora de *To Test or Not to Test*, y Sally Sachar, cuyos escritos me impulsaron a compartir mi historia para ayudar a otros; a Donner Messner, Deborah Kan y Julie Gregory, quienes me han concedido el honor de pedirme mis opiniones y sugerencias.

A los G.O.L.D. Diggers (del inglés Gift of Loving Donors) que han respaldado a B.A.B.E.S. con sus constantes donativos desde el primer momento. Llenan mi corazón de calidez con su creencia en mi recorrido.

Y finalmente, a mi marido y al amor de mi vida, Doug Tyrone. Quiero que cada lector de este libro sepa lo ocurrente, alentador, amoroso que eres y la importancia que tienes en mi vida. Soy una chica afortunadísima.

Del doctor Marwan Sabbagh:

Este manuscrito no se ha escrito en un vacío o en el aislamiento. Se trata de la obra de muchos, y todos merecen un reconocimiento.

Para empezar, quiero agradecer y darle un reconocimiento a mi coautora, Jamie Tyrone. Sin su historia y su inspiración no habría libro por escribir.

A continuación quiero darle las gracias a nuestra agente, Linda Konner. Sin su representación no estoy seguro de que hubiéramos logrado la tracción necesaria para llevar esto ante nuestro editor.

Después quiero agradecer y dar un reconocimiento a HarperCollins Christian Publishing. Sam O'Neal y Megan Dobson nos guiaron con mano experta a través del proceso de publicación, y estamos muy agradecidos por su interés personal y su atención al proyecto.

Después quiero agradecer y dar un reconocimiento a nuestro escritor, John Hanc. Ha dado vida a una narrativa que había que compartir con el mundo: la historia de Jamie Tyrone. También, con habilidad, ha conseguido exponer información densa y compleja sobre la genética y la revelación de los resultados de las pruebas genéticas, a la vez que guiaba a los lectores para tomar decisiones informadas sobre asistencia médica específica del cerebro. Y gracias a Jodie Gould, cuya aportación ha sido inestimable.

Finalmente, quiero agradecer y darle un reconocimiento a mi esposa, Ida. Ella comprende lo que impulsa mi búsqueda incansable para encontrar tratamientos o estrategias de prevención contra el alzhéimer y otras demencias. Estoy muy agradecido por su amor y paciencia.

Información sobre los autores

Jamie TenNapel Tyrone es enfermera titulada jubilada y presidenta / directora ejecutiva de BABES. Es miembro fundador de WomenAgainstAlzheimer's y fue honrada con un lugar en «El gran muro del empoderamiento» de Maria Shriver.

Marwan Noel Sabbagh, doctor en medicina y experto en el diagnóstico, tratamiento e investigación del alzhéimer, es el director del Centro de Salud Mental Lou Ruvo de la Cleveland Clinic en Las Vegas, Nevada. El doctor Sabbagh es autor de *The Alzheimer's Answer* y *Alzheimer's Prevention Cookbook*.

La obra de **John Hanc** ha aparecido en el *New York Times,* el *Smithsonian,* el *Boston Globe* y la *Columbia Journalism Review*. Autor y coautor de más de quince libros, Hanc enseña Periodismo en el Instituto de Tecnología de Nueva York.